U0213658

不挨饿减肥法

与食物建立健康关系的
十大原则

［美］

伊芙琳·特里弗雷
（Evelyn Tribole）

埃利斯·莱斯驰
（Elyse Resch）
著

中国青年出版社
CHINA YOUTH PRESS

中间文智版

图书在版编目（CIP）数据

不挨饿减肥法：与食物建立健康关系的十大原则／（美）伊芙琳·特里弗雷，
（美）埃利斯·莱斯驰著；张志云译.—北京：中国青年出版社，2021.7
书名原文：The Intuitive Eating Workbook: Ten Principles for Nourishing a Healthy
Relationship with Food
ISBN 978-7-5153-6410-0

Ⅰ.①不… Ⅱ.①伊… ②埃… ③张… Ⅲ.①减肥－方法 Ⅳ.①R161

中国版本图书馆 CIP 数据核字（2021）第101638号

不挨饿减肥法：
与食物建立健康关系的十大原则

作　　者：〔美〕伊芙琳·特里弗雷　埃利斯·莱斯驰
译　　者：张志云
策划编辑：刘　吉
责任编辑：胡莉萍
文字编辑：陈　楠
美术编辑：张　艳
出　　版：中国青年出版社
发　　行：北京中青文文化传媒有限公司
电　　话：010-65511270 / 65516873
公司网址：www.cyb.com.cn
购书网址：zqwts.tmall.com
印　　刷：大厂回族自治县益利印刷有限公司
版　　次：2021年7月第1版
印　　次：2021年7月第1次印刷
开　　本：880×1230　1/32
字　　数：150千字
印　　张：9.25
京权图字：01-2019-7985
书　　号：ISBN 978-7-5153-6410-0
定　　价：49.90元

目录

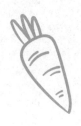

赞 誉

此书并非节食减肥类书籍，书中提倡的方法可以最大限度地改善你与食物之间的关系，改善身心健康，进而提升生活质量，这也是我在过去35年一直提倡和研究的方法。我强烈推荐此书。

——卡尔·"奇普"·拉维

医学博士、美国心脏病学会专家会员（FACC）

这本减肥指南涵盖了不挨饿减肥法的各个方面，从节食危害、体重反弹到学会尊重身体、自我关怀，既适合新手，又适合那些在减肥路上需要指导的人。营养师一般都会告诉我们吃什么，但是特里弗雷和莱斯驰是经验丰富的饮食失调治疗师，她们将告诉我们怎么吃以及为什么这么吃。

——卡伦·R. 科尼格（Karen R. Koenig）

医学博士、《食物和情感指南》的作者

这本书将不挨饿减肥法的智慧转化为一种更实用、更详细的自主减肥方法。这本书不仅是一本完美的减肥指南，也是治疗病人的辅助工具。可以帮助你提高自我关怀意识，更积极、更深入地认识自己的体型。阅读此书，你一定可以在身体与食物之间建立更健康的关系。

——凯瑟琳·库克·科托内博士

执业心理医师、《自我调节的正念与瑜伽》的作者不管你是正在寻找减肥方法的普通人，还是专业的医疗保健人士，特里弗雷和莱斯驰的这本书都是一项宝贵的财富，本书旨在通过协调人们的身体与食物的关系，达到更好的自我关怀以及自我欣赏，从而实现健康饮食和减肥。

——佩奇·奥马尼（Paige O'Mahoney）

不挨饿减肥法认证咨询师、

Deliberate Life Wellness有限公司创始人

特里弗雷和莱斯驰又一次做到了在健康饮食和减肥领域的创新，你可以感受到来自她们强烈的同理心。我非常推荐这本书，它可以让你摆脱食物和体像问题的困扰。

——詹妮·谢弗（Jenni Schaefer）

《再见饮食失调，你好自己》《没有饮食失调的日子》的作者

要想健康减肥，你必须阅读、体验并运用这本书。该书语气缓和、通俗易懂，所有人都能完成书中的练习，既能"消化"此书，又能"消化"食物。本书是健康领域中的《创意，是一笔灵魂交易》，它为你带来长期、可持续的自我关怀诀窍，让你认识到饮食不只涉及食物本身。正如伊芙琳（Evelyn）和埃利斯（Elyse）在本书中所言，"你是自己身体的专家"，这一显而易见却又激进的观念，小则可以改善我们的生活，大则可以改变整个世界。

——卡罗琳·罗斯斯坦（Caroline Rothstein）

硕士、作家、演员、活动家和教育家

作者伊芙琳·特里弗雷和埃利斯·莱斯驰认为健康与身材无关。这是一本难得的著作，该书条理清晰，引人入胜，向读者展示了不挨饿减肥法的原理和执行方法，并附有很多有趣的练习，可以帮助你识别并调节身体信号，直面有关食物和身体的错误想法，建立与食物间的良好关系。无论对普通大众还是健康领域的专业人士而言，这都是一本难得的好书。

——琳达·培根（Linda Bacon）博士

《尊重身体》和《每个尺码都健康》的作者

这本书对那些曾经与食物作斗争的人而言，是一个宝贵指南。我相信任何人读了这本书都会受益匪浅，因为该书不仅直面个人饮食问题，还关注我们的饮食文化中普遍存在的问题。对所有人而言，节食时代已经结束了。

——凯尔希·米勒（Kelsey Miller）

《大女孩》的作者

如果你有饮食方面的困扰，想改善与食物间的关系，特里弗雷和莱斯驰的这本书是必读书。它非常实用而且易读，作者将带你一步步学习运用内在智慧，以温和健康的方式享受饮食，该书也是卫生保健人员的益友。

——苏珊·阿尔伯斯（Susan Albers）

《纽约时报》畅销书《食商》《正念饮食》

《吃货的50种情绪减肥法：轻松幸福的瘦身之旅》的作者

摆脱压力型进食和对自己身体的羞耻感并不是让你换一个自我，而是帮你在迷失于减肥美梦前，重返儿时的健康状态。本书将减肥这一可怕的过程分为了实际可行甚至令人愉快的几个步骤。就像你走在黄砖路上，特里弗雷（Tribole）和莱斯驰（Resch）会一路做你的助手，提醒你哪里是陷阱，在困难时助你一臂之力。再加上悦耳的声音，带你找到属于你的天地。

——杰西卡·塞特尼克（Jessica Setnick）

《饮食失调临床袖珍指南》和《饮食失调训练营》的作者

国际饮食失调营养师联合会的联合创始人

致　谢

我们对许多朋友心存感激，包括但不限于我们的经纪人，Inkwell Management有限责任公司的大卫·霍尔·史密斯（David Hale Smit），感谢他对我们工作的支持，也要感谢他的助手，莉兹·帕克（Liz Parker），谢谢她的细致认真。

感谢编辑瑞恩·伯雷西（Ryan Buresh）的热心策划；感谢珍妮弗·伊士曼（Jennifer Eastman）的耐心帮助和指导；感谢New Harbinger Publications编辑团队；感谢心理学博士苏珊·阿尔伯斯（Susan Albers）对我们的认可，并把我们引荐给New Harbinger Publications；感谢圣马丁出版社同意我重印本书的部分内容；感谢特雷西·泰尔卡（Tracy Tylka）博士将不挨饿减肥法纳入研究领域。

感谢以下研究人员分享他们的方法和见解：克里斯汀·内夫（Kristin Neff）博士；琳达·培根（Linda Bacon）博士；德布·布哥德（Deb Bugard）博士；卡尔·拉维（Carl Lavie）医学博士；凯瑟琳·库克·科托内（Catherine Cook Cottone）博士；珍妮特·波利维（Janet Polivy）博士；彼得·赫尔曼（C. Peter Herman）博士；艾伦·萨特（Ellen Satter）；苏西·奥尔巴克（Susie Ohrbach）；简·赫希曼（Jane Hirschmann）博士和卡罗尔·蒙特（Carol Munte）；罗拉·梅林（Lauren Mellin）博士；雷切尔·卡尔格罗（Rachel Calgero）博士；黛安·纽

玛克-忍坦勒（Diane Neumark-Sztainer）博士，注册营养师；崔西·曼（Traci Mann）博士；林恩·伯奇（Leann Birch）博士。

感谢以下倡导不挨饿减肥法的团体和个人：不挨饿减肥法的认证顾问和不挨饿减肥法在线社区；感谢阿琳·德雷克（Arlene Drake）博士在整个项目中为我们提供支持和建议；感谢巴勃罗·纳尔迪（Pablo Nardi）；感谢美国注册营养师（助手）沙兹·沙巴甜（Shazi Shabatian）以及我的专业小组全体成员，感谢他们的付出和鼓励；感谢萨曼莎·马伦（Samantha Mullen）对不挨饿减肥这个项目的支持。

序 言

祝贺你选择了这本不挨饿减肥指南。你可能已经厌倦了节食法以及其规定的各种条条框框，听了太多被大家吹捧的节食效果，讨厌过分关注食物，因为这会浪费时间，消耗精力。你可能因讨厌自己的身材感到沮丧，总觉得在和身体作斗争。你想要换一种方式与食物和身体相处，一种友善而非严苛的方式。在减肥的道路上你需要帮助，或者你的朋友正在遭受这些困扰，你想为他们提供帮助。

本书可以帮你解决这些问题，学会与食物和身体建立健康的关系，感受满意的饮食体验，尊重自己的身体和心理，学会自我关怀，提升幸福感。特里弗雷（Tribole）和莱斯驰（Resch）创造了不挨饿减肥法，这是一种灵活的饮食方式，你可以根据自己的饥饿感和饱腹感确定进食和停止进食的时间，培养自己对身体的信任感。也就是说，不挨饿减肥法帮助我们重新认识我们的本能。这种方法与节食法形成了鲜明的对比，节食法需要严格利用外部规则，规定饮食的时间、食量和食物，会削弱我们对身体的信任感。

特里弗雷和莱斯驰设定了"不挨饿减肥法"饮食原理和执行方法，以帮助我们改善食物和身体之间的关系。两位作者于1995年首次出版本书，后又于2003年和2012年相继再版，其中增加了新内容和新章节。2009年还出版了一本有声读物，以讨论而非逐字阅读的形式，对每个方法进行了指导性练习。2001年，我读到了她们的第一版书，当时我是心理学专业的在读研究生，在咨询中心实习。我在临床上用这个方法，帮助了我的客户，之后我就在想不挨饿减肥法适合所有人吗？

为了找到答案，我制作了一个不挨饿减肥法测评表，对大学生进行了合理性验证。通过这项研究我发现，"不挨饿减肥法"给我们带来诸多好处：提高生活满意度、自我关爱能力、自尊心、乐观度和对身体的尊重程度，也会减轻焦虑引发的症状，如饮食失调、进食过度、食物焦虑、暴饮暴食、饮食失控和抑郁情绪等。"不挨饿减肥法"的目标不只是减肥，研究发现，它可以降低体脂率和体质指数。迄今为止，已有六十多篇文章讲到它的优势，有一个庞大且不断发展的研究基础来支持"不挨饿减肥法有利于你的大脑、身心甚至是灵魂"这一观点。

特里弗雷和莱斯驰在书中解释了，为什么"不挨饿减肥法"能帮你提升幸福感，而节食减肥法会产生相反作用的基本原理，她们整合了最新的研究，证明这个方法的合理性。然而她们并没有就此止步，还将带领你进行一系列有深度的活动和思考，让不挨饿减肥法深深植根你心，它的基础是培养你的调和能力（即与身体内部保持联系的能力）以及通过参与自我关怀和自我关爱对自己的身材更自信，正如特里弗雷和莱斯驰所强调的，我们应该习惯性地运用这个方法。同时，本书也提供了更具创新性、更具实用性的方法帮助你实现这一目标，帮你识别干扰调和的因素，并制定策略来克服这些干扰。本书是指导你在日常生活中应用不挨饿减肥法的有力工具。

前　言

太多因素影响了人们对健康和健康体重的美好追求，健康饮食已演变成一项众人追求的事业，在颜值即正义的文化背景下，以健康为名制造恐慌，这是一种文化神经症——吃饭的工具仿佛是上了膛的枪，只要做错一步，就会触发机关，吃饭都会给你带来焦虑感：请注意——你与心脏病或肥胖症只有一步之遥。

难怪人们以健康为名追逐一些流行的饮食风潮，例如清洁饮食、时尚饮食，这种追求引发了更多问题。大量的研究表明，节食不是长久之计，还会导致许多健康问题：饮食失调、过度关心食物和身材的焦虑情绪、干扰他个人健康目标、自尊心受挫、体重污名化、体重增加等，这些都与我们的初衷背道而驰。

结果就是，人们厌倦节食，又害怕进食，甚至不知道该怎么吃了。人们对自己的身材感到羞耻，吃东西的快乐感被剥夺。1995年，我们基于对上百项研究的评测和临床经验，提出了"不挨饿减肥法"这一概念。

什么是"不挨饿减肥法"

"不挨饿减肥法"是人的身体和心理本能的动态整合，是通过关注身体发出的信号，满足身心需求促进个人健康的过程。你才是自己身体的专家，毕竟，只有你知道自己的想法、感受和经历。只有你知道自己的饥饿程度，什么食物能满足需求。"不挨饿减肥法"帮你培养身体的协调能力，即感知体内的物理感受（并对其作出回应），如饥饿和饱腹时身体的生物信号，并帮你移除影响身体调和的障碍。

这种调节能力被称为内感知意识，身体的生物状态会影响生理感受，例如极度想排尿、困倦或饥饿，情绪的变化也会带来身体的不同感受，内感知意识可以帮你了解自己的生理和心理状态，确定应采取哪些措施来满足自己的需求。也许你需要睡一觉，需要进食或玩耍，或者你只是需要休息一下，你的身体都知道，这个时候就需要自我关怀。

自我关怀很重要，如果你不能满足自己的基本需求（例如充足的睡眠），就会干扰身体调节。你无法感知身体发出的信号，更不用说及时回应了。你将在本书中学到很多有关自我关怀的知识，如识别饥饿和饱腹时身体产生的生物信号。

不挨饿减肥法受到州公共卫生部门、员工健康计划、大学生健康计划的广泛采用，用以提升健康指数和幸福感。不挨饿减肥法是很多大学课程（包括营养学、心理学和健康教育）的必修课。饮食失调治疗计划也将它作为治疗方案的重要部分。

不挨饿减肥法也对卫生专业人员、企业保健人员有益，无论是想健康减肥的普通人，还是想为客户提供帮助的保健人员和研究人员，都会对本书感兴趣。特别提醒那些患有饮食失调症的人——我们强烈建议你与健康治疗团队一起阅读参照书中的方法，以帮助你在食物、思想和身体之间建立健康的关系，实现真正的健康——身体与内在的协调（见图1）。

通过内部调节与健康价值的动态整合
实现真正的健康

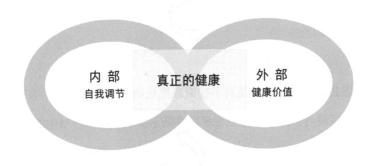

图1　不挨饿减肥法：动态整合

健康包括多种因素，这一点很重要。"健康是指在身体上、精神上、人际关系上的健康，而不只是指没有疾病、身体强壮。不分种族、信仰、政治经济或社会地位，享受最高的健康标准是每个人的基本权利之一"（世界卫生组织，2006年）。

当我们谈论不挨饿减肥法的时候，人们通常会问："能减肥吗？"遵循不挨饿减肥法的原理，与食物和身体的关系会更正常，你的体重可能会减轻，也可能不会。太关注减肥，这种关注会干扰你的选择，不能根据直觉信号做出判断，更关注外在而非内在智慧。此外，还有一项可靠研究（基于累计数百万人的研究）表明，体重，尤其是体重指数这一指标并不能很好反映出健康状况 。此外，科学研究证明一味追求减肥会有损健康，另一方面，无论体重能否减轻，将关注点放在健康的生活方式上，而不是体重上有益于健康。不挨饿减肥法旨在培养人与食物、思想和身体的健康关系，这与自我关怀和自我欣赏有关（无论身材如何），与减肥无关。

充分利用本书

你会发现本书不仅是对不挨饿减肥法的综述，还是一个方向舵，通过实际练习，指导你重新发掘内在的不挨饿减肥法。书中的练习可以帮你直面和改变有关食物和身体的错误思想，识别你的情绪，听到身体发出的信号并做出回应。

仔细阅读本书，你会受益匪浅：

• 每章开头都有该章内容的摘要，让你清楚本章中练习的目的。

• 确保执行每个活动，有时可能需要做很多遍，就像游泳或弹奏乐器一样，即使知道原理，也要重复练习才能真正学会。身心合作才能建立对身体内在智慧的信任。

本书为读者提供了一个实践不挨饿减肥法的详细框架。理解不挨饿减肥法的概念和原理很重要，调节和回应自己身体的需求要有足够的耐心和练习。首先你需要练习"写字隐喻"活动，了解专注（pay attention）、耐心（patience）和练习（practice）的重要性，然后完成不挨饿减肥法评估量表，最后在生活中实践这些方法。

写字隐喻练习

你需要一支钢笔或铅笔，按自己的节奏慢慢进行练习，最好在安静的环境中完成，确保不分散注意力。这个活动分三部分进行。

第一部分　写下你的名字

用你的惯用手（一般是右手）握笔写下你的名字，你需要多长时间就用多长时间。书写时，请注意笔在你手中的感觉。

接下来，换用你的非惯用手（对于大多数人来说，是左手）写下你的名字。慢慢的，注意笔在这只手中的感觉。

第二部分　观察和对比签名

1. 观察你的两个签名。用惯用手和非惯用手书写的签名是否不同，为什么？

_____

_____

_____

2. 用非惯用手握笔有没有感觉不舒服，用惯用手写字时身体感觉如何，并对比这两种身体感觉。

_____

_____

_____

3. 写字时有什么想法，也许你很沮丧：我的字就像一年级学生写的。

_____

_____

_____

4. 你的心情如何，感到不耐烦、尴尬、恐惧或者好笑？

_____

_____

_____

5. 你是否有信念或期望，即使非惯用手用得少，写的字也一样好？

_____

_____

_____

_____

第三部分　讨论与处理

两只手连接着同一个大脑，大脑中储存着如何书写和拼写你的名字的知识。然而对于大多数人而言，两只手写的字的质量存在明显差异，这反映出经验或实践的重要性。

学习如何成为一个不挨饿减肥者，就像学习如何用惯用的手写字一样，需要刻意练习。如果没有足够的经验及时倾听和回应身体的提示，更需要耐心和练习。如果你花了数年时间节食，制定饮食规则，要改变和破坏这些规则就会需要更多时间，因为这些规则和信念会干扰不挨饿减肥进程。反思你的饮食经历，是否关注和尊重身体的提示信号。

_____

_____

_____

书中的多项练习将帮助你与身体的生理感知、内在思维和精神信念进行沟通，关注并尊重它们，找到真正的需求，从而建立对自己身体和思想的信任感。请记住，这个过程心态要平和，要有足够的耐心。以下是不挨饿减肥法评估量表，该评估量表经特雷西·泰尔卡（Tracy Tylka）对"特里弗雷和莱斯驰不挨饿减肥法模型"的研究的许可改编。

表1中列出了不挨饿减肥者的三个核心特征。选择符合你的陈述，不确定也没关系——你可能介于是和否之间。但大多数人会倾向于其中一个选择。多次阅读并确定你的选择。

表1　不挨饿减肥法评估量表

是	否	第1节　无条件允许进食
		1. 我尽量避免那些高脂、高碳水化合物、高热量的食物。
		2. 我会控制某些非常喜欢的食物的摄入频率。
		3. 我会因为吃了不健康的东西而愧疚。
		4. 我会禁食某些食物。

		5. 我不允许自己立刻吃特别想要的食物。
		6. 我会遵循饮食规则或饮食计划，这些规则或计划规定了可以吃什么，什么时候吃以及怎么吃。
是	**否**	**第2节　出于生理原因而不是情绪原因进食**
		1. 当我感到情绪波动（例如：焦虑、悲伤、沮丧）时，我会吃东西，即使我并不饿。
		2. 当我感到孤独时，会吃东西，即使我并不饿。
		3. 我用食物来帮助缓解负面情绪。
		4. 当我感到有压力时，会吃东西，即使我并不饿。
		5. 如果不通过寻求食物来安慰自己，我将无法应对自己的负面情绪（例如，焦虑和悲伤）。
		6. 当我无聊的时候，会为了找点事情干而吃东西。
		7. 当我孤单的时候，我通过吃东西来安慰自己。
		8. 除了吃东西以外，我很难找到应对压力和焦虑的方法。
是	**否**	**第3节　对内部饥饿感和饱腹感的依赖**
		1. 我相信我的身体可以告诉我何时进食。
		2. 我相信我的身体可以告诉我吃什么。
		3. 我相信我的身体可以告诉我吃多少。
		4. 我依靠身体传出的饥饿信号来判断什么时候该吃饭。
		5. 我依据饱腹感停止进食。
		6. 我相信我的身体可以告诉我何时停止进食。
是	**否**	**第4节　身体——食物的选择一致性**
		1. 很多时候，我会想吃营养的食物。
		2. 我主要吃能支持我的身体机能高效运转的食物。
		3. 我主要吃能增强身体精力和耐力的食物。

评分

对于第1节和第2节，汇总你的肯定回答，并将其写在下表的左栏中。每个选择代表了一个可能需要做出改变的区域。对于第3节和第4节，汇总你的否定回答，并将其写在下表的左栏中。同样，每个选择代表了一个可能需要做出改变的区域。

表2

肯定回答总数	节次
	第1节　无条件允许进食（六个陈述）
	第2节　出于生理原因而不是情绪原因进食（八个陈述）
否定回答总数	**节次**
	第3节　对内部饥饿感和饱腹感的依赖（六个陈述）
	第4节　身体——食物的选择一致性（三个陈述）

定期进行评估，你会看到自己的进步，在下面的记录中比较你的分数。

表3

节次	日期	日期	日期	日期
总分数				
1. 无条件允许进食				
2. 出于生理原因而不是情绪原因进食				
3. 对内部饥饿感和饱腹感的依赖				
4. 身体——食物的选择一致性				

如果在前两节中肯定回答很多，或者在后两节中否定回答很多，不要担心。这仅是对你现在状态的一种评估，而不是判断。这些回答仅表明该指南将为你提供帮助。当你真正有能力改变自己的选择时，会摆脱食物和身体的束缚，对身体的内在智慧充满信任。

在第一章，你将学习怎样摒弃节食思维，这是你成为不挨饿减肥者关键的第一步，这个过程要保持内心的平和与自由。

第一章

摒弃节食思维

有些书和杂志宣称可以快速轻松实现永久减肥的方法，不要相信这些谎言，那是在诱骗你去节食。当你节食无效，减掉的体重出现反弹时，你会觉得自己很失败，其实，不是你的问题，你不应该相信那些减肥谎言，如果你想找到一种节食减肥法，肯定不是不挨饿减肥法。

如果节食计划的审查必须与药物一样严格，那将永远得不到大范围的推广。比如，有种胆固醇药物或许能在几周内改善你的血液状况，但长远来看，可能会致使动脉阻塞。如果你知道节食会导致体重增加，还会影响你的情绪健康，你还会选择节食吗？

节食导致体重增加

很多人都知道，长远来看节食是行不通的，但大多数人不会接受节食会让人发胖这样的事实。20世纪40年代末以来，大量研究表明，节食会使各年龄段的人体重增加。这是强大的生物学机制会使体重在节食后反弹，节食期间，身体细胞得不到充分的营养供应，它们千方百计、竭尽全力存活下来，但是它们不知道你在限制卡路里的摄入量，为了适应新环境并生存下来，它们会减缓新陈代谢。减肥真人秀节目

《超级减肥王》对参赛者进行了为期六年的跟踪研究，结果表明，参赛者因新陈代谢受到抑制，消耗的热量比减重之前平均少了500卡路里，不出所料，他们减掉的体重又会大量反弹回来。

身体应对节食的另一种方法是消耗自己的肌肉。因为身体需要能量，就会通过消耗肌肉来获取（肌肉转化为碳水化合物），就像家里太穷了，你无力负担取暖费，就烧了厨柜来取暖。《超级减肥王》的研究也验证了这一情况，事实上，比赛初期参赛者的肌肉组织更多，六年后，他们的肌肉量也没有恢复到初始水平，瘦素水平也变低了（使人产生饱腹感的激素）。

过度燃烧脂肪也是人体应对节食的一种方法。从本质上讲，脂肪和肌肉组织的减少都会刺激人体增加脂肪量，激素的变化也会使人体的饥饿感增强，更想吃东西，导致体重增加。

总之，对大多数人来说，人体这种强大的补偿性应对措施让持续减肥变得十分困难。减肥行业从中看到了良好的商业契机（减肥是件重复的事），每年能从中获利近600亿美元。减肥行业是唯一一个即便产品无效也不会受到指责的行业——因为消费者会责怪他们自己。

健康体重的悖论

长期以来，几乎没有人支持这样一种观点：为了获得健康而改变生活方式，减肥是必须的。

——罗斯等，2015

或许出于健康想要减肥，认为除了节食之外别无他法，或者医生告诫你为了健康要节食，然而大量的研究表明事实并非如此。

心脏病学家、研究员卡尔·拉维（Carl J. Lavie）在他的著作《肥胖悖论》中阐述了为什么减肥会引发更严重的健康问题。基于对数百万人的研究表明，体重变轻并不会使人更健康，他总结说："健康不应该用牛仔裤的尺码来衡量"，最近两项研究也得出了类似的结论：

• 加州大学洛杉矶分校的一项研究发现，如果按照BMI指数的标准衡量，有5400万美国人肥胖或超重，但实际上他们都很健康。

• 研究人员做了一项实验：实验组为体重超标的2型糖尿病患者，在医生的监督下进行为期六年的节食；对照组的患者情况与实验组相似，但不进行节食。研究人员惊奇地发现，虽然对照组患者的肥胖情况没有改善，但是实验组的预后比对照组还差。

如今人们痴迷于减肥，更有甚者以健康的名义减肥，这使得由体重引起的偏见和耻辱感愈加严重，就是仅根据你的体重来判定你的健康和价值。然而，体重歧视与种族歧视一样，会对健康产生负面影响。

健康很重要，但无关胖瘦。因此，"胖瘦都健康"（HAES）的运动愈演愈烈，大家不再关注对体重的控制，而把重点放在可持续的健康行为上。这种方法挑战了BMI反映健康行为、健康状况或道德品质的观点。

节食有损心理健康和幸福感

我们的许多客户会将第一次的节食经历浪漫化，觉得第一次节食就像初恋一样愉快，体重会轻轻松松减下来。实际上第一次的节食是诱惑陷阱，会引发减重和反弹的恶性循环。每次节食，身体为了存活都会进行自我调节，这使减肥变得更加困难。每次减肥失败，你的无助感会增强，进一步导致自我效能感下降。最后，你会认为自己很失败，其实失败的是节食本身。

节食会导致饮食不规律，最常见的就是暴饮暴食，还会造成一系列的问题：身体得不到充足的能量供应、大脑过分关注食物和体重、对食物极度渴望、因健康指标难以坚持节食、因肥胖带来的羞耻感和歧视感以及自尊心受挫。节食思维会让你的饮食选择受到规则的限制，不能选择喜欢的食物，能量和味觉得不到满足，常常伴有饥饿感，你的自主权被侵犯身体就会自发反抗，所有这些都会给你带来一种被剥夺感。即使你没有节食，节食思维也可能潜藏在你的大脑里——什么能吃，什么不能吃，这种思维是不挨饿减肥法的一大障碍。

不挨饿减肥法是一种对身体的内部感觉进行协调和利用的饮食方法。你的身体感觉饥饿吗，得到满足了吗，这是倾听并回应身体需求的过程。节食思维会削弱你对身体的信任，无论你感觉如何，那些规则都会限制你的食物选择，这会造成认知混乱，你的真实感受与你被告知的发生冲突——进一步导致饮食混乱。因而我们经常听到有人感叹："我不知道该怎么吃了。"

本章的活动将帮助你

- 培养自我关怀；

- 探索你的节食历史；

- 了解节食对身体和心理的影响；

- 发现不节食的好处；

- 辨别节食的特征和思维方式；

- 丢弃节食工具。

培养自我关怀

你的每一次进食经历都是了解自己身体的机会。不挨饿减肥法不是成功或失败的过程，而是一种学习经历。蹒跚学步的孩子走得很慢，他们会踉跄甚至跌倒，但父母对他们的每一步都很满意，还会用鼓励来回应孩子的表现。我们无法想象父母会这样责骂失足摔倒了的小孩子——"你这个白痴，给我站起来！"同样，你不应该对自己的身体感到羞愧或自责，而要培养自我关怀。研究表明，当你的机体出现紊乱时，自我关怀可以帮助你使用不挨饿减肥法，克服身体上的不满足。

自我关怀与健康、幸福感的提升以及个人积极性都息息相关。研究表明，自我关怀可以帮助人们克服饮食选择带来的内疚感，在犯错时不批评或逼迫自己，这让他们更容易发现自身的弱点和错误，从而接受新挑战。因此，在回顾你的节食经历之前，让我们先从培养自我关怀开始，以下练习在克里斯汀·内夫的研究上做了一些改动。

自我关怀练习

1. 回想你在饮食方面遇到的问题，以及你是怎么应对的。将你通常的做法和想对自己说的话写下来。注意你的语气——是苛刻的还是友善的？

_____

_____

_____

_____

2. 当你的朋友或家人饮食状态不佳时，你会怎么应对？写下你要对他们说的话。注意你的语气——是苛刻的还是友善的？

_____

_____

_____

3. 与朋友或家人交谈和与自我对话的方式有区别吗？如果有，请写出来。

_____

_____

_____

_____

4. 对自己的回应友善一点（像回应遇到困难的朋友一样），结果会有什么变化？

---

5. 从长远来看，以健康的名义逼迫和恐吓自己毫无用处，实际上还会危害健康。你是否会通过自我批评来解决饮食问题？请写出最近在饮食上遇到的困难。

---

6. 你会使用哪些词语来替代内心的紧迫？设计一个友善的具有鼓励性的自我对话。想一想，当你痛苦时，你的朋友会对你说些什么，在情感和身体上有何感觉？

探索你的节食史

本节旨在帮你了解节食的真相，记录你的体重变化，节食后体重是永久下降还是只是暂时下降，这也是节食的重点。要强调的是，不挨饿减肥法不是节食，与体重变化无关，或者你会像许多人那样，减掉的体重反弹回来，甚至还变得更重（多项研究证明确实如此）。

饮食记录工作表

年龄	节食原因	节食类型	节食时长	体重是否下降	体重下降持续时间	是否反弹	反弹的体重是否比减掉的还多	其他

根据表中的信息，回答以下问题。

1. 节食的原因：来自家人、朋友或医生的压力而减肥。

2. 第一次节食感觉如何，是否轻松？如果是，轻松到何种程度？

3. 节食减肥后，体重维持的最长时间。

4. 从第一次节食以来，体重有什么变化趋势？

_____

_____

5. 当前你是否感觉节食很困难，精神和身体方面都是如此吗？

_____

_____

6. 体重减轻维持多久你会认为节食有效，体重下降是永久的还是反弹了。

_____

_____

_____

节食如何影响你的生活

节食的代价很大，除了经济方面，也会给你的身心健康、社会生活以及人际关系等带来诸多危害。以下清单让你更清楚地了解节食对生活的影响。

体重波动的危害

反复启动节食会导致体重波动，危害身心健康，研究人员称其为体重循环，过去25年的研究表明，体重循环与身心健康素质下降密不可分：

- 弗雷明汉心脏研究在32年中对5000多人进行了评估，发现体

节食影响生活方式清单

身体症状	社交症状	心理症状	行为症状
☐ 体重增加。	☐ 在他人面前，我的饮食会有所不同。	☐ 担心自己的饮食。	☐ 如果我违反某一饮食规定，就会吃得更多。
☐ 代谢异常。	☐ 我将自己与他人的食物数量和类型上进行比较。	☐ 我对饮食严格自律。	☐ 如果我吃得过多，下一顿即使很饿也会选择不吃或少吃。
☐ 更喜欢吃碳水化合物。	☐ 我担心人们对我饮食的看法。	☐ 我会计算食物的卡路里，碳水化合物或其他成分的含量。	☐ 压力大时吃得更多。
☐ 血糖波动。	☐ 我担心人们对我身材的看法。	☐ 对我而言，食物要么"健康"，要么"不健康"。	☐ 我运动只是为了燃烧卡路里或减轻体重。
☐ 没有饥饿感。	☐ 如果有美食，我会取消社交活动。	☐ 如果吃了"不健康的"东西，我会感到内疚。	☐ 我经常谈论节食、体重和美食。
☐ 没有饱腹感。	☐ 我避免在社交场合进食。	☐ 我有情绪波动。	☐ 度假时，我就顾不上饮食规则了，哪怕吃饱了，还会多吃。
☐ 即使睡得好，也会经常疲惫。	☐ 我在饮食和身体方面的行为会影响人际关系。	☐ 我害怕机饿感。	☐ 我常暴饮暴食。
☐ 脱发严重。		☐ 我害怕腹饱感。	☐ 其他：
☐ 如果是女性：月经迟迟或不调。		☐ 我不相信自己的身体感觉。	
☐ 身体麻木。		☐ 我怕自己一旦开始吃"禁忌"食物，就停不下来。	
☐ 其他：		☐ 我总是在想吃什么和不吃什么。	
		☐ 其他：	

重循环与总体死亡率以及与心脏病有关的死亡率和发病率密切相关，这一研究具有里程碑意义。

- 韩国的一项减肥研究发现，经历过体重循环与没有经历过的女性相比，虽然二者减掉的总体重相近，但前者减掉的更多是肌肉，而非脂肪。

- 护士健康研究2发现，经历过体重循环的女性，随着时间的推移，其体重会增加，并且暴饮暴食的频率要高于没有经历过体重循环的女性。

- 体重循环增加了因骨质疏松而导致骨折的风险，同时也增加了患胆结石、肌肉流失、高血压、慢性炎症和某些癌症的风险。

- 参加重量级比赛（例如：拳击、摔跤和举重）的男运动员，体重循环后一般伴随着体重增加。

放弃节食的好处

第1部分　节食的代价

1. 对社交生活的影响

---

2. 对饮食行为的影响

---

3. 对思想和情绪的影响

_____

_____

4. 对你身体健康的影响

_____

_____

5. 节食花费的时间和金钱

_____

_____

第2部分　反思与记录

1. 什么想法促使你决定最后一次进行节食?

_____

_____

2. 考虑到节食对体重、饮食行为、社交生活和精神状态的影响,你放弃节食的原因是什么?

_____

_____

第3部分　放弃节食

1. 你对减肥的看法是什么?

_____

_____

2. 对自己的减肥经历有什么想法?

_____

_____

_____

3. 为什么会有这些想法?

_____

_____

_____

4. 减肥会在哪些方面影响你的生活?

_____

_____

_____

5. 对减肥的态度会影响你的生活吗?

A. 你是否因减肥影响了生活中的其他事,例如工作、人际关系或社交活动?

_____

_____

_____

B. 基于对问题A的回答,思考此时此刻你追求的是什么?

_____

_____

_____

丢掉节食工具

体重秤是节食的外部工具，收藏节食类书籍和文章也是。你现在仍在使用哪些减肥工具或方法？选择符合你的情况。

	1. 我计算卡路里摄入量，将每日总量限定在_____以内。
	2. 我不吃卡路里含量过高的零食。
	3. 我不吃卡路里含量过高的饭菜。
	4. 在外用餐时，我会选择卡路里最低的主菜。
	5. 我不喝任何卡路里高的饮料。
	6. 我会根据燃烧的卡路里来选择体育活动和锻炼。
	7. 我不吃卡路里含量未知的食物。
	8. 我不吃碳水化合物含量高的食物，例如面包、谷类食品和意大利面。
	9. 我不吃含糖食品。
	10. 我不吃脂肪高的食品。
	11. 我经常称体重。
	12. 我会计算食物的卡路里含量，避免摄入过多。
	13. 我会计算所吃食物数量，确保不超过单人份（例如：坚果或饼干）。
	14. 我会称量我的食物，避免摄入过多。
	15. 如果自己吃得过多，我会通过增加运动量来补救。
	16. 我会用谷歌搜索全新的节食计划和减肥方法的文章。
	17. 我会浏览有关节食和瘦身的博客和网站。
	18. 我会收藏各种关于节食的书。
	19. 我会收集低热量食谱以帮助减肥。
	20. 我会服用一些辅助减肥的产品，比如茶叶，它可以燃烧脂肪，加快新陈代谢，帮助减肥。

选择三种你认为最容易放弃的节食减肥方法：

1. 写下第一种方法, 描述放弃该方法的步骤。(例如, 外出就餐时, 选一种自己喜欢的主菜, 不考虑卡路里的含量。)

_____

_____

2. 写下第二种方法, 描述放弃该方法的步骤。

_____

_____

3. 写下第三种方法, 描述放弃该方法的步骤。

_____

_____

如果计算卡路里的摄入量已成为你的生活习惯, 会很难戒掉, 关注卡路里是节食的一种方法, 与不挨饿减肥法无关。当你成为一个不挨饿减肥者时, 就不再关注卡路里的摄入量, 这是真的。

节食心态：节食的隐藏形式

节食会让你感到压力和内疚, 所以心态很重要。你可能没有遵循任何正式的节食方法, 但你的思维已经习惯使用节食语言, 这反过来又会让你不自觉地控制饮食。此外, 一些饮食计划实际上是节食计划,却巧妙地贴上"健康饮食"的标签，选择符合你自身情况的选项。

节食心理反思

1.节食过程中，在你的思维或行为中发现什么规律了吗？

_____

_____

_____

2.你经常产生这些想法并讲出来吗？

_____

_____

_____

3. 你是怎样保持节食心理的？

_____

_____

_____

_____

	1. 我尽量不吃任何高碳水化合物的食物，尤其是大米和意大利面等谷物类食物。
	2. 我喜欢喝排毒果汁。
	3. 我经常将一天的饮食状况描述为好或者坏。
	4. 如果吃了甜点，我就会增加运动量。
	5. 某一顿吃得太多，下一顿无论是饱是饿，我都会自动减少进食。
	6. 我将食物视为敌人。
	7. 我会给自己一个"欺骗日"，不管饥饿与否，允许自己吃任何想吃的东西。
	8. 我平时吃饭很注意，但在周末想吃什么就吃什么。
	9. 一旦吃了某些禁忌食物，就会觉得自己搞砸了，然后暴饮暴食。
	10. 如果我打算出去吃晚餐，无论饥饿与否，我都会减少白天的饮食量。
	11. 不管饥饿与否，我都会选择最小分量的食物或零食。
	12. 如果我一天没锻炼，不管饥饿与否，我都会减少饮食。
	13. 一天不锻炼，就会感到内疚，因为我没有消耗任何卡路里。
	14. 我会参加公司的减肥比赛和食物限制活动，例如30天内减少面粉或加工类食品的摄入量。
	15. 为了鼓励自己减肥，我会看《超级减肥王》之类的电视节目。
	16. 我喜欢谈论食物的卡路里含量。
	17. 我会跟别人比较进食量，如果吃的比别人多，我会感到难过。
	18. 我担心别人怎么评价我的饮食。
	19. 与其他人在一起吃饭时，无论饥饿与否，我都会减少食量。
	20. 我认为必须减肥才能变得健康。

实践不挨饿减肥法的过程，要不带任何偏见地去关注节食心理，这是自我关怀的表达，也是学习不挨饿减肥法的重要内容。不挨饿减肥法不是节食，它是灵活的，不是规则。长期节食者总是把不挨饿减肥法转变成一种节食心态，其特点是思维和规则的僵化，习惯性自我批判。

总结

在本章中，你详细了解了节食是如何导致体重增加的，在哪些方面影响你的生活，不节食的好处有哪些。通过回顾你的节食史，找到了放弃节食的方法，以及怎样在节食文化中摒弃节食思维。

第二章

尊重饥饿感

身体的能量供应长时间得不到满足，就会引起原始的饮食冲动，导致暴饮暴食。人在极度饥饿状态下，饮食会混乱，容易无意识地吃多。

饥饿是一种自然的生物信号，提醒你身体需要营养了。尊重饥饿感，是你和食物建立信任的基础，是不挨饿减肥法的重要组成部分。长期节食者常常忽略这一点，导致身体长时间处于饥饿状态，慢慢产生强烈的反作用。他们会越来越饿，引发生理和心理上的本能宣泄——"报复性饥饿"，这是一种迫切而强烈的食欲，常常导致暴饮暴食。就像你在水下屏住呼吸，直到极度需要空气的时候才浮出水面，这时的呼吸就是报复性的，这是一种补偿性的生理反应。

举个例子，午饭后你被临时拉去参加一个会议，会议结束后去健身房锻炼，比平时去得晚。你的计划被打乱，原本晚上要吃喜欢的烤鲑鱼、意大利面、沙拉，但到了晚上八点你还在健身房跑步，这时已经非常饿，满脑子想的都是吃，你变得急躁不安。有一个新词恰如其分地描述了这种状态——饿怒，即饥饿和愤怒的结合。

锻炼本来是结束一天的工作后缓解压力的最好方式，但此刻你却没能获得乐趣，你拿起手机，点了一份带烤鸡的比萨外卖，在回家的路上，又狼吞虎咽吃了许多薯片，连沙拉都吃不下了，这就是生物机制的力量。

严格说来，"饥饿"一词指的是人体对饮食的生物需求，常常仅用来描述人体对食物的渴望。许多人会把饥饿当作需要作斗争的敌人，在感受到生理饥饿时，一个长期节食者会在脑海中习惯性地说"别吃，还不到饭点"，或者"你现在还不饿"，但如果你忽视饥饿感，通过喝水或食用"空气食品"之类的方法欺骗自己，你的身体无法准确地感知饮食过程。空气食品是指提供少量能量的食品，如米糕或无糖明胶食品。当你头脑里的规则与身体的直接经验发生冲突时，大脑就会降低对身体的信任度，进一步造成感知混乱。如果饥饿信号被干扰，你会感觉麻木，没有饥饿感。饥饿感经常被抑制，就会进入休眠状态，让你更容易进食，也就是在没有饥饿感的情况下进食。难怪我们的许多客户说，"我不知道该怎么吃了"。

长期食物摄入不足，会对心理和身体造成创伤。节食的经历无论是贫穷导致的还是童年时期的忽视，创伤都会在你的饮食行为中重

本章的活动将帮助你

- 培养基本的身体信号意识；
- 找到影响身体协调的因素及解决方案；
- 学会自我关怀；
- 找到饥饿感的不同信号和特征；
- 识别饥饿程度；
- 制订营养计划，作为自我关怀方案。

现，你会不自觉地暗示自己，每一顿饭都是最后一次。

身体信号：内感受性知觉

感知来自身体内部的感觉被称为内感受性知觉。内感受性知觉是一种与生俱来的强大能力，包括感知饥饿和饱足的身体信号、心跳加速和膀胱充盈等身体状态，以及由情绪引起的身体反应，比如当你恐慌时，会感到一阵发热和紧张不安，这是身体的直观感受，它提供了强大的生理和心理信息，提醒你做些什么来满足需求。

研究表明使用不挨饿减肥法和冥想的人有更高的内感受性知觉。不挨饿减肥法能帮助你培养内感受性知觉，或者消除获得内感受性知觉的障碍，这些障碍源于大脑，以规则、信仰和思想的形式存在。例如，给自己制定规则，不能吃任何零食，却发现自己经常很饿，这就是一个冲突，你身体的生理饥饿感与你的规则发生冲突。你尝试忽略这种饥饿感，欺骗自己，发现自己会更饿，更想吃东西。

你能感受到自己的心率吗？

研究人员在测量人们的内感受性知觉时，要求他们感受自己的心脏跳动（数心跳的次数），但不接触自己的身体。将注意力放在心率上，感受自己身体的内部感觉。测试时，确保环境安静不受干扰。

第1部分　准备阶段：用肢体接触测试你的脉搏

将右手食指和中指放在左手手腕上，感受脉搏的跳动，感觉到跳动以后，数心跳次数，持续一分钟，保持耐心，重复几次，直到准确找到脉搏。

第2部分　感知你的心率

将你的双手手掌向下以舒适的姿势放在双腿上。保持正常呼吸，放松，将注意力放在心脏跳动上。不要用手去感受脉搏，只需静静地数每个心跳，计时一分钟。多次练习，不是所有人都能在第一次感知到自己的心率。

第3部分　思考

1. 是否能感知到心脏的跳动？如果是，跳至问题2；如果否，跳至问题3。

_____

_____

_____

_____

2. 感觉到心脏在哪里跳动？是否在身体的多个部位？

_____

_____

_____

_____

3. 感觉不到心脏的跳动，你会对自己说些什么？语气是批评苛责的还是友好的？

_____

_____

_____

_____

_____

　　感知心率是练习身心协调的方法之一，是聆听身体的一种练习，尤其是那些对饮食感到焦虑的人，是与身体交流的新方法，只需要聆听和感受自己的心跳。聆听身体的感觉是对身体信号意识的一种交叉训练，身体感知只是信息，没有正确和错误之分。例如，在放松的时候产生困意，会让你感觉愉快，但是在倒时差的时候，已经长期睡眠不足，困意就会让你感觉更不舒服。建议：每天留出五分钟进行感知心率的练习。

　　这项测试的目的是帮助你提高对由生物信号引起的身体反应的意识。下页表中左侧是身体信号和身体状态信息，找到相应的身体部位，在对应栏中用×标出。例如，口渴是嘴里的感觉。在右边的最后三栏中，写下你的总体感觉。（这项测试的目的仅仅是帮你学会识别自己的感受）

由生物信号和身体状态引发的身体感觉

	头	眼睛	嘴	颈部或喉咙	肩膀	胸部	胃	膀胱	腿	总体感觉		
										愉快	不愉快	没有特殊感觉
身体信号												
口渴												
需要小便												
饥饿												
饱腹												
身体状态												
困倦												
不安												
生病												
已休息												
压力大												

1. 首次感知身体信号时，很难察觉到什么，只有在感觉强烈或厌烦时才能察觉到。你也是这样吗？

_____

_____

_____

2. 身体感觉有什么规律或变化趋势？

_____

_____

_____

3. 对身体感觉关注度的提高也会提升自我感觉意识，请写出这种意识对身心健康的好处。

_____

_____

_____

_____

自我关怀和自我协调

充分的自我关怀是不挨饿减肥法的关键，但是自我协调的干扰因素无处不在，且会影响你对身体的回应。当你处于压力状态时，身体中的"战斗或逃跑"机制被激活，此时你的血液从消化系统流至四肢，帮助你作战或逃跑，所以感觉不到饥饿。（从生物学上讲，处于压力状态时，你会因需要消化胃中的食物导致代谢的速度变慢）

科技的进步让人们处于7天24小时"在线"状态，每天要处理诸多繁杂的事务，很容易忽略饥饿感。长期睡眠不足导致身体和精神陷于疲惫状态，也会影响察觉饥饿感的能力。

按摩和洗泡泡浴确实是自我关怀的一种形式，当下也很流行，但自我关怀并不仅限于此。自我关怀即满足身体和情感基本需求的日常行为，其中包括形成每日惯例，维系人际关系和维护周围环境。自我关怀的活动涉及广泛，例如保证充足的睡眠，满足情绪、身体、关系和精神的需求。自我关怀相当重要，美国心理学会将其列为对心理学家的道德要求之一 ——只有这样，他们才有足够稳定的情感和心理为患者提供帮助。

在本节中，我们将探讨自我关怀训练和自我协调的干扰因素。请在下页表中选择符合自身情况的表述。

自我关怀评估

	身体方面	情感和心理	人际关系
积极行为	☐ 我睡眠充足，醒来后精力充沛。 ☐ 我会定期进行身体检查和牙齿检查。 ☐ 我生病时会向学校或公司请假休息。 ☐ 我穿自己喜欢或感觉舒适的衣服。 ☐ 我经常度假。 ☐ 我每周至少做五次自己喜欢的运动。 ☐ 其他	☐ 我会花时间进行自我反思。 ☐ 我会客观地留意自己的想法，不加评判。 ☐ 我会客观地留意自己的情感，不加评判。 ☐ 我会写日记。 ☐ 我会参加让我快乐的活动。 ☐ 我花时间放松。 ☐ 我能发现让我笑的东西。 ☐ 我有业余爱好和兴趣。 ☐ 我对自己和他人都充满同情。 ☐ 其他	☐ 我的生命中有这样一些人，在我沮丧或孤单纯想倾诉时我倾诉。 ☐ 我与生活中重要的人保持着联系。 ☐ 我会抽时间陪伴家人。 ☐ 其他
干扰协调	☐ 时间紧张时我经常不吃饭。 ☐ 我每天两个小时以上地看电视。 ☐ 我会进行大量运动，生病或受伤时也不间断。 ☐ 我有抽烟的习惯。 ☐ 我经常长时间不吃东西。 ☐ 我压力大时食量会过大或过小。 ☐ 我经常边吃饭边看电视、查看电子邮件或读书。 ☐ 我经常睡眠不足。 ☐ 我饮酒过量（每天喝一两杯以上）。 ☐ 其他	☐ 工作效率低或没完成某项重要任务时，我会感到内疚。 ☐ 我不知道如何放松。 ☐ 我会进行严苛批判的内心的自我对话。 ☐ 我不会应对压力。 ☐ 我压制自己的想法和感受。 ☐ 我感觉自己的生活失去控制。 ☐ 其他	☐ 我不想让自己的问题成为朋友或家人的负担。 ☐ 遇到问题时，家里人都不支持我。 ☐ 我在意其他人对我的看法。 ☐ 压力大时我会远离人群。 ☐ 其他

	精神上	界限问题
积极行为	☐ 我花时间接近大自然。 ☐ 我花时间反省自己。 ☐ 我寻求或参与精神联系或社区。 ☐ 我注重非物质生活。 ☐ 我寻求令人钦佩的经历。 ☐ 我做冥想练习。 ☐ 我祈祷。 ☐ 我阅读或研究励志性书籍或文章。	☐ 我在上班或上学时会制定时间管理表，休息时间也会写在表上。 ☐ 我会远离电脑、手机或电视等电子媒体以便短暂休息。 ☐ 如果我的时间表安排很满，我会拒绝承担额外的项目或责任。 ☐ 我会在特定的时间陪家人、朋友。 ☐ 我会在特定的时间参加志愿者项目。 ☐ 我对工作时间有限制，例如假期不工作。 ☐ 我努力在工作、家庭、学校、娱乐和人际关系间寻求平衡。 ☐ 当别人试图越过我的界限时，我会表明自己的立场。
干扰协调	☐ 我主要思考重要的事情。 ☐ 我不会花时间思考人生的意义。 ☐ 我总认为自己应得更多。 ☐ 我不去考虑生活中感恩的事情。 ☐ 我认为自己没有确切的人生目标。 ☐ 其他	☐ 我很难拒绝别人的请求。 ☐ 我觉得有必要让别人开心。 ☐ 如果我拒绝了他人的请求，就会觉得自己很自私。 ☐ 我常参加过多项目和活动。 ☐ 别人向我提出请求时，我顾不上考虑自己的时间安排或先前的承诺，就自动答应。 ☐ 我为异常忙碌而感到自豪。 ☐ 其他

反思

请根据自我关怀评估表回答以下问题。

1. 你在积极的自我关怀行为中发现了哪些规律?

2. 你做到了哪些自我关怀行为?

3. 你当前没有采取哪种自我关怀的方式?

4. 你认为哪种自我关怀行为需要更加关注?

5. 对于你自己，干扰自我协调的主要因素是什么?

练习

根据评估表，描述你愿意采纳的自我关怀策略。

身体上

例如：我会尽量在十点半之前关灯睡觉。

_____

_____

_____

情绪与心理方面

例如：下班回家后，我会花三十分钟用来放松。

_____

_____

_____

界限

例如：在完成当下我儿子学校的志愿工作之前，我会礼貌地拒绝新的志愿者项目。

_____

_____

_____

精神方面

例如：我每天早晨冥想十分钟。

_____

_____

人际关系方面

例如：我每周会与至少一个好朋友通一次电话。

_____

_____

根据评估表中自我协调的干扰因素，描述你的问题。

身体上

例如：我经常在吃饭时做其他事情，每天至少会专心吃一顿饭。

_____

_____

情绪与心理方面

例如：我不懂得如何放松。我每周至少给自己五次机会去阅读一些有趣的、与工作和学习无关的东西，放松自己。

_____

_____

_____

界限

例如：面对他人的请求，我顾不上考虑自己的日程安排和其他承诺，会自动答应。而现在我会尝试晚些答复，回复说"我需要看一下日程安排，明天我会给你答复"，这可以让我在回答前仔细考虑一番。

_____

_____

_____

精神方面

例如：我没有精神方面的练习。我每周都会读一篇励志文章。

_____

_____

_____

人际关系方面

例如：压力大时，我常一个人独处。为了交际，我每周至少参加一次活动。

_____

_____

生理饥饿

你可能会通过各种各样的方式体验生理饥饿，因为身体的不同部位会产生不同的感觉。生理饥饿因人而异，例如，太饿了（如饥肠辘辘）通常是不愉快的经历。

思考

回顾最近一次怒饿的经历，饥饿感的程度如何，饥饿体验的特点是什么：愉快，不愉快还是没什么感觉，身体哪个部位感觉到的？

_____

_____

_____

_____

饥饿——身体——思维的相互联系

当你的身体处于饥饿状态时，它会通过多种方式吸引你的注意力，例如情绪或能量变化，或是让你不断想到食物。你等待吃饭的时间越长，这种体验就会越强烈。了解饥饿暗示似乎令人沮丧，尤其是在很长时间内都没有经历过饥饿感的情况下——也许因压力而麻木，或者你根本不让自己有饥饿感。你越关注身体的饥饿暗示，体验到的饥饿感就越微妙。

每个人都是不同的，体验饥饿的方式也不同，这一点没有对错之分，请选择你经历过的不同形式的饥饿暗示。

☐ **肚子**：这些感觉包括辘辘声、汩汩声、被噬咬的感觉或肚子空空的。尽管这是体验饥饿的一种常见方式，仍有许多人没有饥饿感。

☐ **喉咙和食道**：隐隐作痛，被噬咬的感觉。

☐ **头部**：思维模糊、飘飘的、头痛、难以集中注意力，频繁地想食物和饮食。

☐ **心情**：烦躁或发狂。你必须加倍努力以摆脱这种强烈的饥饿感。

☐ **能量**：身体虚弱，甚至到嗜睡的地步。做任何事情都变得迟钝甚至冷漠。

☐ **麻木感**：无精打采。

☐ **其他**

观察饥饿感的变化，在一天内多次体验饥饿感的程度。将饥饿程度划分成从0到10的等级量表，其中0是痛苦的饥饿感，而10是痛苦的饱腹感。许多研究人员在评估饥饿感和饱腹感时会使用这样的评估系统（视觉模拟评估）。在医院这样的等级量化也用于衡量疼痛，等级量化只是一种方法，帮助你感受并适应饥饿感，下页表详细地给出了从0级到10级的定性描述。

	等级评分	饥饱感的描述	饥饱感带来的感觉		
			愉快	不愉快	没有感觉
过于饥饿	0	极度饥饿是压抑后释放的饥饿感，非常强烈，急需解决。	X		
	1	饿极了，迫不及待地想吃。	X		
	2	很饿，想痛快地吃一顿			X
正常饥饿腹饱程度	3	已经饿了，随时可以吃饭，但并不急切，温和的饥饿感。			X
	4	有点饿，肚子有点空。			X
	5	适中，不饿也不饱。	X		
	6	开始感到饱了。			X
	7	刚刚好，心满意足。	X		
	8	有点太饱了，感觉不好不坏。			X
吃得过饱	9	吃撑了，不舒服，需要解开裤子的纽扣或松一松皮带。		X	
	10	撑到不行了，可能会感到恶心。		X	

根据上述表格，回答以下问题。

1. 你通常的饥饿感是哪种等级，0还是2?

2. 当你感觉饥饿时，是轻微饥饿、刚刚好还是饿得不行?

饥饿感等级量表

时间	饥饿等级评分（0-10）	饥饿感带来的总体感受			食物
		愉快	不愉快	没有感觉	

　　用饥饿感等级量表记录你的饥饿等级和感受，要尽量准确地掌握吃饭所用的时间，它可以帮助你发现两餐之间饥饿程度的规律和变化趋势，重复几天。首先，记下时间并圈出最能反映你饥饿程度的数字，观察饥饿的感觉，是愉快、不愉快，还是没有感觉，在符合你情况的框中打钩。

　　1. 饥饿等级有什么规律？

_____

_____

_____

　　2. 哪个等级的饥饿感最舒适，2级还是3级？

_____

_____

3. 哪种饮食间隔最适合你，是四到五小时还是两到三小时吃一餐？

4. 吃少量清淡的食物对饥饿的频率有何影响？比如饿得更快。

补充营养是自我关怀的一种方式

处于慢性压力下或生病的时候，包括需要高强度训练的运动员（饥饿感一般会延迟几个小时），就不能依靠饥饿信号提醒给身体补充营养。虽然这些情况通常只是暂时的，但你的身体仍需要补充营养，就像汽车上的汽油表破损，总显示汽油箱已满，但你仍需要在油箱中加油，你的理性思维远比汽油表指示器聪明。所以，需要你在没有饥饿感的情况下，依靠理性思维判断什么时候给自己补充营养（不挨饿减肥法是本能、情绪和理性思维间动态的相互作用），这似乎违反了不挨饿减肥法所倡导的聆听身体的信号，但在你不能获得饥饿信号时，理性思维实际上是一种提醒你补充营养的自我关怀的方式。以下是关于自我关怀计划的基本准则：

1. 一天的食物必须能够为身体提供足够的能量。

2. 最好不要超过四到五个小时不吃东西。（在清醒时间内一般最长可将血糖维持在正常水平四到五个小时，依上顿饭的食量和食物而定，有些人三到四个小时不进食就会有饥饿感。）

3. 最好根据当前的能量水平准备要吃的食物。例如，即使你喜欢做饭，在很疲惫的时候也没心情做一顿精致的饭菜。

4. 可行的饮食习惯是吃三顿饭，并在早饭午饭后吃零食。

自我关怀计划：应急营养补充

创建一份应急营养补充清单，列出你身体不能收到饥饿信号、没胃口时可以吃的东西，这不是严格的进餐计划，只是你可能喜欢吃或能接受的紧急餐食和零食，以便为身体补充营养。

1. 想出容易准备并有吸引力的食物，通常能维持身体几个小时的运转。在"餐食方案"中列出。

2. 在承受巨大压力时，通常会不想吃东西，在这种情况下，全天少吃多餐（甚至只是零食）感觉会更好，将这些零食在"零食方案"中列出。

餐食方案	零食方案

区分心里想吃和生理饥饿

思想会干扰你对身体饥饿信号的直接体验，以下是我们经常听到的情况：今天早上七点吃了早餐，一个小时后，你就明显地感觉饿了，肚子咕咕叫，你感觉自己很想吃东西，但是你的第一反应是，我肯定不是饿了，刚吃了东西。你尝试分散自己的注意力，一直到午餐时间。吃完饭很快就感到饥饿，你会觉得困惑甚至恼火，但是你的身体需要更多营养可能有很多原因：

- 前一天的运动量明显比平时多；

- 前一天的食量明显减少；

- 七点吃的早餐事实上是零食而非正餐；

- 今天的确比往常饿；

- 早起锻炼，当你吃早餐时饥饿感已经减轻了，所以吃得很少。

及时满足饥饿感有时会带来不便和混乱感，但这和你隔一小时去一次洗手间实际上没什么不同，两者都是在回应基本的生物信号，唯一的区别是，人们不会因为去洗手间而感到内疚，或认为自己做错了什么。每当你通过吃东西来满足饥饿感时，就会与身体建立信任和联系，对自己的饥饿规律也更了解，知道自己大概什么时间想吃东西。

接下来探索生理饥饿与认为饿了之间的差异，请阅读"思维、身体信号——自我关怀手册"，选择最符合你自身情况的陈述：

- 思维反映了一种思想、观点或判断；
- 身体信号反映了身体的直接体验或感觉；
- 自我关怀是为了满足你的需求，也包括你的思想。

思维、身体信号——自我关怀手册

陈述	项目		
	思维	身体信号	自我关怀
1. 我不可能饿，因为一个小时前刚吃了早餐。			
2. 我可以吃这种食物，因为今天锻炼了。			
3. 肚子饿了，很难集中注意力，我需要吃东西。			
4. 不吃早餐，这样一天下来都不会感觉饿。			
5. 我担心这种零食会增加不必要的卡路里。			
6. 今天没有运动，摄入了很多卡路里，但整天都好饿，所以要吃东西。			
7. 六个小时前，早饭时间我没有进食，即使现在不饿，也应该吃点东西。			
8. 我不知道还要多久才能到父母家并吃上饭，开车最好带些零食。			
9. 我担心自己的演讲，导致嘴巴干涩，肚子也不舒服，因此我不想吃早餐了。			
10. 我不饿，也不想吃晚饭，会选一些清淡但好吃的东西。			

手册答案和解析

陈述	项目		
	思维	身体信号	自我关怀
1. 我不可能饿，因为一个小时前刚吃了早餐。这是一种想法（思维），此时此刻你有哪些身体感受？			
2. 我可以吃这种食物，因为今天锻炼了。这是一种想法（思维），提醒你需要一种奖励。			
3. 我很饿，难以集中注意力。这是身体的感觉，也是一种思想，一种评估，反映了进餐的需要，也是自我关怀的需要。			
4. 我不吃早餐，这样一天下来都不会感觉饿。这是一种想法（思维），也反映了节食心态。			
5. 我吃这种零食来减轻饥饿感，就会增加不必要的卡路里。这是一种想法（思维），也反映了节食心态。			
6. 我今天没有运动，还摄入很多卡路里，但整天都好饿，所以要吃东西。这是一种想法（思维），也反映了节食心态。			
7. 六个小时前，该吃早餐时我没有吃；即使我现在不饿，也应该吃点东西。自我关怀源于想法（思维），你是如何识别这些想法的？			
8. 我不知道还要多久才能到父母家并吃上饭，开车最好带些零食。这是自我关怀的表现。			
9. 我担心自己的演讲，导致嘴巴干涩、肚子不舒服，因此我不想吃早餐了。这些感觉是与焦虑相关的直接身体体验，掩盖了身体对营养的需求。			
10. 我不饿，不想吃晚饭，会选一些清淡但好吃的东西。这个陈述模棱两可，清淡的饮食是节食或自我关怀的方式吗？			

反思

1. 你怎样区分节食心理和自我关怀心理呢?

_____

_____

_____

_____

2. 自我关怀怎样让你学会不挨饿减肥?

_____

_____

_____

_____

总结

现在,你完成了感受并满足饥饿感的一些基本练习,还要继续练习学会区分心里想吃和生理饥饿,可能需要几个星期或几个月的时间,每个人的情况不一样,所以没有严格的规定时间或截止日期,这个过程要有耐心,做到真正的自我关怀。在下一章中,你将学习如何与食物和谐相处。

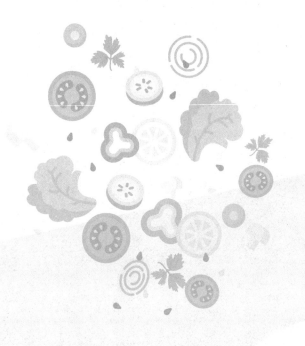

第三章

与食物和谐相处

停止与食物作斗争，允许自己想吃什么就吃什么。告诫自己不能或不应该吃某些食物会引发强烈的被剥夺感，对食物的渴望会变得更无法控制，导致暴饮暴食。当你最终向禁忌食品投降时，通常用"最后一餐"来安慰自己，过后又充满强烈的内疚感。

你已经了解身体缺乏营养（饥饿）是如何导致暴饮暴食的。还有另外一个强大的因素在起作用：身体缺乏营养造成的心理影响，这会加剧人们对食物的渴望，最终暴饮暴食。

与食物和谐相处是不挨饿减肥法的重要组成部分。不挨饿减肥法就是让你根据饥饿感和饱腹感来进食，选择食物时少一些情感偏好，不对食物进行道德评价，无论是糖豆还是西蓝花。当你允许自己吃想吃的食物时，就可以真正体验到食物在体内的味道和作用，也可以避免暴饮暴食的风险。当你不再禁止某种食物时，才有机会反思，我真的很喜欢这个味道吗？还是喜欢这种食物给身体带来的感受？吃完这顿后，还会有这种感觉吗？我还会以这种方式吃东西吗？

想吃什么就吃什么的另一个目的是减轻食物被剥夺感的副作用，提高食物选择的灵活性，更重视情绪健康，并使饮食远离道德评价。在本章中，我们将简要探讨与食物和谐相处背后的科学和心理学，以及想吃什么就吃什么的真正含义，以下训练将帮你：

- 探索怎样与食物和谐相处；
- 创建一个安全的环境来和食物和谐相处；
- 选择特定的食物进行实验；
- 学习根据饮食经验进行评价和检查。

想吃什么就吃什么很重要

食物剥夺制度

每当你喜欢或需要的东西被剥夺时，就会更加渴望它，食物剥夺会对节食者产生很深的影响。为了控制饮食，长期节食者需要严格遵守可以吃什么不可以吃什么的规定，很少考虑他们的饥饿感、饱腹感和满足感。慢性节食者根据头脑中的规则猜测身体的需求。久而久之，他的内感受性知觉就会进入休眠状态。按照规则生活和进餐效果似乎不错，直至某些方面出现问题，违反了神圣的饮食规则，这些方面可能包括情感、思想、渴望或仅仅是饥饿，所以有时候会想：打破一切饮食束缚，来一场想吃就吃的美食盛宴，因为明天就不能吃禁忌食物了。最好快点开始，现在就吃，否则你会改变主意的。这种心态甚至会出现在已经准备节食的人身上，这里简要介绍导致这种"全吃或不吃"饮食模式的有趣因素。

饮食节制理论

饮食节制理论描述了严格节食人员停止节食或违反饮食规则导致的后果。加拿大研究人员珍妮特·波利维和彼得·赫曼在观察节食者可预测饮食规律的基础上提出了饮食节制理论。他们的研究对不挨饿减肥法饮食模型产生了关键影响。

去他的效应

节食者倾向于根据当天的饮食来评估自己，他们眼中的成功就是一天的饮食都没有违反节食规则。只要产生了节食规则已被破坏的想法，不论处于何种饥饿和饱腹程度，他们都会摄入更多食物。人们恰当地将这种抑制——暴食的循环描述为去他的效应。

觉察到违规

节食者觉察到自己违反了食物规则，也会暴饮暴食。许多节食者有不吃高热量食物的习惯，因此研究人员开展了一项暗中试验。节食者被告知要品尝高热量食物（实际上并非如此），当他们感觉节食规则被破坏，就会暴饮暴食。

对饮食限制的预期

一项对巧克力爱好者的研究发现，对他们实施三周的巧克力限制，在限食开始前和结束后，他们的巧克力摄入量就会增加。许多节食者在新的节食计划开始前，都会暴饮暴食，所以节食者最终的总食物摄入量并没有降低。研究人员认为，节食得分高（节食力度大）只是节食者的内疚感增加，并非食物的摄入量减少。

抑制想法的反作用

大量研究表明，压制真实的想法不管用，甚至可能起反作用：越是想逃避某种想法，这种想法就会越强烈。想象一下，有人告诉你"不要想白熊"。这是一个抑制思维的例子。试一试——闭上眼睛一分钟，尽量不去想白熊。你发现什么？

同样，在一项开创性的研究中，研究人员要求受试人员以意识流的方式进行有声思维，同时尽量不去想白熊——这一无害的指令引发了反弹效应：白熊至少每分钟被提到一次，相反，对照小组则得到相反的指令——去想白熊。但是，"不要想白熊"小组对于这种毛茸茸的北欧的哺乳动物有更多想法。相似的研究表明，试图抑制与食物相关的想法，不仅会更频繁地想到这种食物，也会增加饮食行为。

禁果效应

禁忌食物对非节食者的诱惑也会增强。在一项设计巧妙的研究中，一组孩子被告知不能吃红色的玛氏糖果，但是黄色玛氏糖果可以想吃多少就吃多少（同样的糖果，只是颜色不同）。猜猜哪种糖果最受关注和吃得最多？是的，红色的。一项类似的研究发现，如果禁止儿童吃水果或糖果，儿童吃掉的水果和糖果都会增加。

许多针对儿童的研究表明，父母对孩子的饮食限制得越多，就更可能会产生反弹效应：禁止什么，什么吃得更多。同时，孩子们对身体感受的感知越来越弱，更容易发生情绪化进食且身体质量指数 (BMI) 更高，尤其是对女性来说。

清单：禁忌食物

这项活动的目的是让你清楚了解禁止或限制食物摄入的影响，在下表中列出当前禁止摄入的食物。

饮食记录工作表

食物种类	食物		
谷物类			
水果			
甜食和甜点			
加工食品			
高脂肪食物			
高热量食物			
其他食物			

反思：你的禁忌食物清单

查看你的禁忌食物清单，回顾上次吃这些食物的场景。

1.描述在吃某种禁忌食物时的想法和行为。

_____

_____

_____

2. 在你吃禁忌食物的时候，能否感知到食物的味道和不断增强的饱腹感？

_____

_____

3. 吃禁忌食物会有什么影响？

A. 对当天其余各餐的影响：

_____

_____

B. 对心情的影响：

_____

_____

C. 对自我感觉的影响：

_____

_____

习惯效应：普通源于熟悉

习惯效应解释了反复接触同一刺激——不管是汽车、人际关系还是食物的后果：新奇感消失。例如，第一次他人在你耳边轻声说"我爱你"时，你是多么激动。但是十年后，听到来自同一个人同样的

"我爱你"时，虽然很有爱，却没有第一次兴奋了。

就饮食而言，习惯效应是食物的吸引力随着时间降低的现象，即使是你最喜欢的食物。你吃的越多，对你的吸引力就越少。多项研究表明，许多食物（比萨饼、巧克力和土豆片）都会有习惯效应。

节食会阻碍习惯效应

禁吃食物会阻碍节食者的习惯效应和反应。相反，每次节食都会导致恶性循环：开始节制饮食，限制被打破，食用禁吃食物，引发内疚感，无节制地吃。然后又开始另一次节食，习惯效应和饮食节制效应，再加上禁果效应，为过度食用禁吃食物创造了完美的条件。难怪越来越多的研究表明，一个人的节食次数越多，就越有可能暴饮暴食。

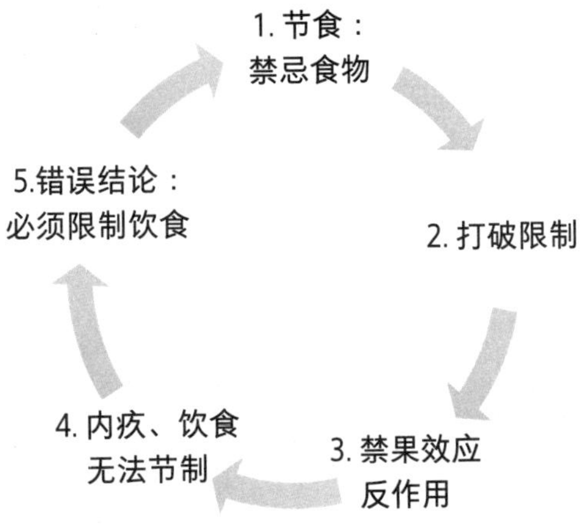

1. 节食：
禁忌食物

5.错误结论：
必须限制饮食

2. 打破限制

4. 内疚、饮食
无法节制

3. 禁果效应
反作用

图3.1　节食干扰习惯效应

还有两个关键因素会干扰习惯效应：分心和压力，这是节食者面临的双重困难。节食本身是通过刺激身体产生更多的应激激素皮质醇来提高应激反应能力，吃饭时注意力分散会扰乱饮食带来的身体满足感，这意味着你需要吃更多的食物才能满足，这就是为什么吃饭时集中注意力非常重要。

"最后一餐"的饮食记录

1.你多久（很少、有时或经常）会来一次"再见，美食"的饕餮仪式，以开始新的节食计划？描述这个仪式。

_____

_____

_____

_____

2.节食被搞砸后会不会有以下行为：暴饮暴食，并在一天的剩余时间内无视你的饮食？描述这些行为。

_____

_____

_____

_____

3.在完成节食计划后，还能体会饥饿感和饱腹感的可能性多大？

_____

_____

_____

_____

战胜禁忌食物

与食物和谐共处是改善你与食物关系的关键，每次吃禁忌食物会让你进退两难，并伴随着长期的轻度焦虑，尤其是身边都是禁忌食物的时候，不能和食物友好相处，更不能自由选择食物。以下是一些常见的饮食恐惧现象，选择符合你的情况的表述：

是	陈述
	1.　一旦我开始吃禁忌食物，我就停不下来。
	2.　我曾经尝试过，但是没有用。
	3.　我的饮食会变得不健康。
	4.　我认为自己会对禁忌食物上瘾。
	5.　在饮食方面我不相信自己的自制力。
	6.　吃禁忌食物会受到朋友或家人的指责。
	7.　减肥成功之前，我不应该吃这些食物。
	8.　其他

反思

这项活动的目的是自我发现和学习，而不是自我评判。

1. 我无法停止进食某种食物，这是节食者普遍的恐惧心理，反映了他们的食物剥夺感，有些食物既诱人又可怕，比如巧克力，与食物和谐共处就是要对食物形成习惯效应。当你知道某种食物无需再禁食时，就会发现，这种食物不再带来那么多的满足感、不再那么美味，吃多了还会引发身体的不适。你会意识到过度食用喜欢的食物会得不偿失。

_____

_____

_____

_____

2. 回忆并描述最近吃禁忌食物的经历，是否在吃禁忌食物之前预先设定了限制？

_____

_____

_____

_____

_____

3. 以健康的方式饮食感觉很好，但当你认为现在或永远没有机会吃禁忌食物时，健康就不再那么重要，因而可能会在没有饥饿感的时候吃禁忌食物。与禁忌食物和平相处，就不会吃得过多。

_____

_____

_____

_____

4. 我认为自己会对禁忌食物上瘾。节食会使禁忌食物更加诱人，更欲罢不能。节食和饥饿会放大食物的诱惑力，那是对食物剥夺的补偿性反应，请在此处列出这些食物，想想如何与它们和谐相处。

5. 我不相信自己能控制住不吃禁忌食物，节食会破坏你对身体的信任和联系。信任需要慢慢培养，从尊重自己的饥饿感开始，并满足这种基本需求。因为身体遭到营养匮乏后，细胞需要确定是否能得到营养补充。

另一方面，如果你在很小的时候就开始节食，父母控制你的每一口食物，那么一条强有力的信息将内化于心：我无法相信食物。这时，你会怎么安慰自己？

_____

_____

_____

_____

_____

6.吃禁忌食物会遭到朋友或家人的指责，但是他们并不了解你的思想、感觉、饥饿和腹饱程度。成为不挨饿减肥者是一个独自努力实现内在转变的过程，当家人和朋友对你的饮食发表评论或指责时，你会怎么说？

_____

_____

_____

_____

_____

7.减肥成功前，我不能吃这些食物，这是节食思维的表现，也是把注意力放在减重和节食问题的根源所在。不挨饿减肥法就是要修复食物与你的思维和身体的关系，实现健康减肥。让自己真正成为不挨饿减肥者，你要对自己说些什么。

_____

_____

_____

_____

_____

挑战食物上瘾

你真的会对食物上瘾吗？ 这个问题就像在问你真的对空气上瘾吗？"吃"和"呼吸"对生命都至关重要：大家普遍觉得吃东西会上瘾，事实上食物成瘾这个概念是有争议的，因为它会阻碍人们识别节食等可预防的暴饮暴食诱因。除了成瘾以外，还有很多其他原因可以让食物难以抗拒、欲罢不能。

食物是生存必需品，这就是为什么你在医疗节食或禁食期间会对食物产生更强的欲望。禁食刺激大脑分泌多巴胺，这是一种神经激素，会让人感觉良好。最近一项针对青少年节食的脑成像研究显示，突然节食或卡路里摄入量长期偏低会放大食物带来的愉悦感，尤其是卡路里含量高、味道可口的食物。

禁食使人们成为"糖上瘾的老鼠"，普林斯顿大学的一项研究激发了人们对食物成瘾的兴趣。研究人员将老鼠禁食12小时，随后让它们在12小时时间内随便吃糖和鼠粮，这样就诱使老鼠的暴饮暴食。研究人员能够获得这种"上瘾"效果的唯一方法是将老鼠饿12小时。另一组老鼠的饮食条件（食物和糖）相同，但没有禁食期，结果发现，这些未禁食的老鼠不会无节制地吃糖。这项研究的新闻标题应该改成"限制饮食导致暴食糖分"。

不能仅仅因为有人使用了"食物成瘾"一词，就认定食物成瘾就是事实。以耶鲁大学食物成瘾调查表（YFAS）为例，这样的评估工具也不一定能证明存在食物成瘾。Long、Blundell和Finlayson批评该表存在循环论证的逻辑谬误。如下所示：

问：为什么这个人对食物上瘾?

答：因为他或她在YFAS上得分很高。

问：为什么这个人在YFAS上得分很高?

答：因为他或她对食物上瘾。

当你仔细分析YFAS时，这些问题实际上反映的可能是食物限制和节食的后果，在设计问卷时，研究人员并没有控制节食这一因素，这是个巨大的干扰因素。实际上，绝大多数关于食物成瘾的研究并没有控制节食史这一因素。

该现象属于习得性条件反射而非食物上瘾。在电影院中吃爆米花或在看棒球比赛时吃花生是习得性条件反射的常见例子。巴甫洛夫用敲铃铛的方法让狗流口水，他每次摇铃时都给狗一顿饭吃，久而久之只要狗听见铃铛就会流口水。但是该研究有项重要但并不为人熟知的后续研究，巴甫洛夫后来取消对狗的条件反射。他还是摇铃，不过不再给狗吃东西。反复多次之后，狗终于明白：听到铃铛的声音不会再有食物，因此不再流口水。

最后，当吃禁忌食物纳入强迫型饮食者的治疗方案时，暴饮暴食的症状会减少，根据食物成瘾理论，反之亦然。

你准备好与食物和谐相处了吗，以下问题可以帮助你评估是否对新的饮食体验和挑战做好了准备，让你更好地尝试新食物。

是	否	
		1. 我拥有安静从容的用餐环境。
		2. 我确定自己想吃东西的原因，如：太饿、压力太大、太累等。
		3. 我能够清楚地识别饥饿（从必须进食的极度饥饿到轻微饥饿）的生理反应。
		4. 我能清楚地识别不同饱腹程度（从轻度饱腹到吃撑）的生理反应。
		5. 吃太多，感觉不舒服时，我能区分是内疚心理还是吃得太饱了。
		6. 我不需要通过吃吃吃来处理自己的情绪问题。
		7. 我能区分不同饥饿程度的进食需要：很饿需要用餐，还是只需吃些零食。
		8. 我能从饮食中获得满足感。
		9. 我能接受因吃得过多引起的不适，无需通过少吃一顿或多做运动来缓解。
		10. 选择食物时，我可以自己决定而不受他人意见的影响。

反思

如果你对上述大多数问题做出肯定回答，说明你已准备好与食物和谐相处。以上所列的部分陈述体现了不挨饿减肥法的核心理念，我们将在接下来的章节中继续讨论。如果你对上述大多数问题做出否定回答，那么应该以舒服的方式改善饮食。例如，如果你是情绪化饮食者，你可能需要先专注解决这一问题。如果你不会照顾自己，你应该在这方面多花时间练习，打好基础。请放心，只要多加练习，你一定能学会必要的技能。

学习不挨饿减肥法，无需遵循任何特定的规则，只需做适合自己和自身情况的事。如果你读完本书之后仍需帮助，请咨询专门从事直觉饮食法的医疗保健人员。

习惯效应：与食物和谐相处

无条件允许进食的目的不是要耗尽食物，让你就再也不想吃（这实际上是一种剥夺）。相反，通过系统的习惯来消除偷尝禁果综合征的刺激感。与食物和谐相处其实是一种暴露疗法，即直面所恐惧之物（在此情况下为"食物"），从而战胜"所恐惧之物存在危险"这一错误认识。

与食物和谐相处有许多方法，利用习惯化研究的相关知识，过程就会更加顺利。例如，你想与冰激凌和谐相处，最好购买同一种口味的冰激凌，因为换个口味甚至品牌都可能延长冰激凌的新奇期。

你可能需要对同一种食物以及多种禁忌食物多重复这一过程，但这不是赛跑，你应该保持让自己舒服的速度，也不需要按字母表顺序对每一种禁忌食物重复这一过程。你可以吃任何喜欢的食物，做到这一点需要坚持，不同的人所需时间不同，但每个人都能做到。在此过程中，你要对自己保持耐心和自我关怀。

为了更好地与食物相处，请完成以下调查问卷。

准备工作

选择一个你不太可能饿的时间（例如饭后一个小时）：

_____

_____

_____

选择特定的食物（要考虑品牌和风味）：

_____

_____

_____

确定要在哪里进餐：

□家　　□外面　□厨房　　□餐厅　　□其他 _____

在什么情况下你会安心地吃禁忌食物？没有压力的某一天，获得了朋友或家人的支持，并且在一个安静的环境中？

与禁忌食物和解

在这一和解进程中随时关注自己的体验，并思考以下几个问题。

和解之前：在开始新的饮食习惯前，记录你的感受。（兴奋？ 害怕？担心？好奇？）

_____

_____

和解过程：味道和口感如何？符合你的预期吗？

_____

_____

和解之后：有什么惊喜吗？总的来说，吃这种食物的经历是否符合你的预期？你会作出改变吗？

_____

_____

_____

里程碑图

该图让你一目了然地跟踪自己与食物和谐共处的进度。当你挑战自己恐惧的食物，感觉有里程碑式的突破时，就用这个图表记录下来，记下日期和你所挑战的食物，描述你的经历。

日期	食物	经历
实例	饼干	允许自己吃饼干，只吃了两口，因为那味道令人失望。
实例	甜点	我允许自己吃甜点，芝士蛋糕简直太好吃了。吃了四口之后我不吃了，因为饱腹感让我很难过，很想吃更多的东西，但后来我告诉自己，可以在明天午餐时吃，然后就停下来了。
实例	三明治	我允许自己在午餐时吃三明治（超级恐惧的食品），而不是吃大份沙拉。我很害怕，但令我惊讶的是我能一直坚持到晚餐才饿，下午也没有再想吃甜食。

最后几个记录

我吃什么我做主

这种饮食是由叛逆感驱动的，几乎不用调节饥饿感和饱腹感。尽管你可能会以这样的论点将其合理化：我想吃就可以吃，但这种饮食是一种被动的、不尊重饱腹感的饮食方式。这类饮食往往有一种特别的力量——强烈而叛逆，但它通常并不让人很满意，因为它与口味或爱好无关，而像是发表声明。这是一个饮食陷阱，曲解了不挨饿减肥法的前提。

过敏和健康状况

最容易导致反弹的禁忌食物都是为了减肥而强加的。当然，有时候，在一些状况下某些食物不能再食用，例如：威胁生命的花生过敏或乳糜泻——这是一种自身免疫紊乱，只能靠吃无麸质食物治疗。在这种情况下，你可能会感受到某种程度上的食物剥夺，因为你再也无法自由进食。请记住，不挨饿减肥法就是要倾听身体传达的所有信息，并通过选择食物来努力使身体感觉良好。当你成为一名不挨饿减肥者时，你的身体会对能使自己感觉良好的食物做出反应。因此，如果你保持与身体协调，你就不会想要太多禁忌食品了。如果你仍有情绪上的反应，与你的治疗师和/或营养师谈谈吧。如果由于经济拮据而无法自由选择食物，你也应该谈谈自己的感受。

如果出于道德或道义原因而不吃某些食物，你可能还会感到某种程度的食物剥夺。不过，更可能的是，你的哲学信仰会战胜这种食物剥夺心理。如果不确定自己的身体状况，也不确定该吃什么食物，请务必咨询你的医疗团队。

总结

在本章中，你学习了如何与食物和谐相处，以及为什么它是不挨饿减肥法的重要组成部分，心理上的食物剥夺感会触发反弹效应，导致你过量食用禁忌食物。这种食物剥夺感一旦与节食思维、生物饥饿感相结合，就会让你对禁忌食物欲罢不能。

通过习惯效应可以将食物的选择合理化，消除因吃禁忌食物带来的刺激感和紧迫感，包括对禁忌食物上瘾的恐惧。这是一个重视情绪健康、将饮食去道德化、增加食物选择灵活性的过程。在下一章中，你将学习思想对饮食情绪的影响，以及它是如何影响饮食行为的。

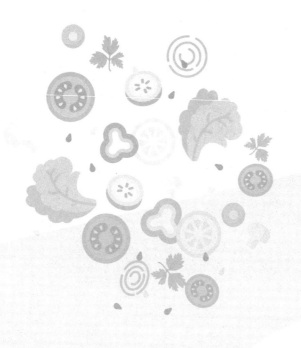

第四章

挑战「食物警察」

食物警察监视着为节食制定的不合理规则。警察局深处你的内心，大声高呼负面信号、绝望的话语和引起你内疚的控诉，赶走食物警察是重返"不挨饿减肥法"的关键一步。

在本章中，你将学习如何消灭你与食物战争的煽动者——你的想法，正是它们构成了我们所谓的食物警察的声音，这些饮食规则会时时出现在你的脑海中，并在多种因素作用下内化于心。

我们都是带着本能和情感来到这个世界上，天真无邪。即使在子宫中，孩子也能了解世界，他们可以闻到气味，听到声音并产生感觉。孩子出生后，受到子宫外环境的影响，他们关于世界的思维体系开始形成，在成长过程中，会接触政治、文化、教育等多方面的影响，这些是孩子在早期形成自己想法的基础。在饮食方面，如果他生活在一谈吃就内疚的国度或家庭，节食就成了消除美食带来的罪恶感的可靠手段，这种看待食物的方式是错误的。这里通常用道德的术语来描述食物：颓废、罪恶、诱人或不健康。

挑战食物警察的主要策略是：首先学会不加道德判断地去感知你的思想，然后学会反驳食物警察的评价和要求，最后学会大声抗议。本章提供多种方法解决和重构关于饮食的消极想法，帮你战胜并消灭食物警察。

审视你的饮食观念

集体文化的声音——成为我们内部的食物警察，它的藏身之处并不隐匿——就在你头脑中的重要位置，有时就像坐在你的肩膀上一样，就像吉米·克里克特（Jimmy Cricket），他最喜欢的一句话是"让你的良心做向导"。你可能一生都屈服于父母、老师或配偶批评的声音，最终却发现这些声音竟也内化成了自己的声音。结果，你的思想会充满自我怀疑和消极观念。

要解决这一问题，你需要审视你的饮食观念——它们的起源和对你的影响，这些信念就是食物警察的跳板，你得了解这些想法是如何影响你的感觉并最终影响你的行为。

评估你的食物信念系统，查看流行观念列表，选择符合你的观念体系的陈述。

- ☐ 蛋白质是最好的食物群组。

- ☐ 食物中的脂肪容易让人发胖。

- ☐ 白天不需要吃碳水化合物。

- ☐ 人们绝对不要吃含有白面粉或糖类的食物。

- ☐ 每个人都知道面筋对你有害。

- ☐ 人们必须保持苗条的身材，才能找到理想的伴侣、工作等。

- ☐ 节食是减肥最有效的方法。

☐ 晚上六点后吃东西会使我发胖。

请补充你对食物和身体的其他看法：

_____

_____

_____

观念受多种因素影响，例如，有些家庭有重视体重和身材的传统，母亲可能会对孩子的外型以及穿着方式进行评论，父母每天称重，经常谈论节食。家中杂志上的名人照片经过数字化处理后，身材看起来更加完美。回想影响自己的饮食观念的因素：

_____

_____

_____

你的想法是从你对周围世界运作方式的认识中形成的。食物警察所说的规则通常是认知扭曲——基于错误信念形成的有力陈述。如果没有受到挑战，这些消极的想法会影响你的许多行为，尤其是饮食。

以下是一些认知扭曲的例子，阅读并反思你是否曾有过类似的想法：

● 即使我非常想吃碳水化合物，也绝对不在白天吃。

● 通过吃水果和蔬菜来摄取碳水化合物是很好的方法，但面包或意大利面不健康。

- 除非我减肥成功变苗条，否则我永远找不到理想的伴侣。

- 我不能坚持节食，就一定是个失败者。

- 也许有种节食方法会对我有用。

请补充你的关于饮食认知扭曲的例子：

_____

_____

_____

_____

挑战食物警察

挑战食物警察的关键方法有两种，其中之一是认知行为疗法（CBT），这是本节的重点。认知行为疗法涉及评估你的想法，重建新的对食物的认知，最终影响你的行为。这个过程从观察自己的想法并质疑它们的合理性开始。你的想法是否有科学支撑，听起来不合理甚至错误？一旦产生了不合理或不合逻辑的想法，就要大胆质疑它，挑战它。

反思过去的经历有助于你评估当前的想法是否真实或准确。以下是一些扭曲想法的实例，并基于你的过往经历对这些想法的重构。

不合理的想法一：

即使我非常想吃碳水化合物，也绝对不在白天吃。

反思：

我真的应该从不吃碳水化合物吗？

实际上，我真的没有在白天吃很多次碳水化合物吗？

白天不吃任何碳水化合物是一种什么感觉？

根据过去的经验重构想法：

过去的经验表明，白天如果不吃碳水化合物，我最终会精力不足，并且会经常在晚上摄取碳水化合物。

反思你根据重构后的思想进行行动的结果：

白天摄取碳水化合物后，晚上就不再吃饼干和薯条了，一整天感觉都很好。

不合理的想法二：

可以吃水果和蔬菜，他们对健康有好处，但是不能吃面包或意大利面。

反思：

吃意大利面曾对我造成过什么伤害吗？

只吃水果和蔬菜来补充碳水化合物时，我会有什么感觉？

根据过去的经验重构想法：

如果只吃水果和蔬菜来获取碳水化合物，我不能维持一整天所需的能量。

反思你根据重构后的思想进行行动的结果：

吃过谷物和三明治后，我全天思维清晰且可以保持警惕。只吃水果和蔬菜对我没用！

描述一个关于饮食的常见扭曲想法，提出与该想法相关的一些问题，根据你的实际经验重构饮食规则，并进行反思：

扭曲的想法：

_____

_____

反思：

_____

_____

重建饮食想法：

_____

_____

_____

反思：

_____

_____

_____

_____

基于事实做出陈述

第二种挑战食物警察的方法是用事实进行重构。例如认知扭曲：除非我减肥并变苗条，否则我永远找不到理想的伴侣。重构：我有几个并不瘦的朋友，也拥有美好的爱情。

请列出你关于饮食的错误想法，用基于事实的想法去重构：

扭曲的想法：

_____

_____

_____

_____

根据事实重构后的陈述：

_____

_____

_____

_____

_____

对于挑战食物警察的第二种方法，只需观察自己的想法，无需对它们做出任何判断，这是一种称为好奇地觉察的正念形式。我们的思维会习惯性地抓住一个想法，并围绕它建立叙事或故事，这可能造成不必要的痛苦。大量的研究表明，通过基于正念的冥想，进行好奇地觉察，对你的心理健康非常有益。

用好奇地觉察练习处理你的想法，反思增加评判性想法或叙事故事情节会让你产生哪些感觉：

当相同（或相似）的思想出现时，尝试观察它，不叙述或评价。有很多方法可以做到这一点：

- 将你的意识放在当下，注意你的一种感官，例如：视觉、触觉或听觉。

- 只需将想法标记为"思维"或"只是想法，不是事实"。

- 考虑学习并设计常规的冥想练习。

选择以上方法之一进行练习并记下感觉：

饮食思想如何影响情绪

关于饮食的想法会对你的情绪产生巨大影响。比方说你意识到自己感到焦虑。如果你探索产生这种感觉的原因，可能是"我今天吃得太多了"。通过评估和质疑该想法，感觉可能会变得更客观或更积极。下面列出了经常与饮食和身体有关的情感：

- 焦虑
- 悲伤
- 恐惧
- 失望
- 悔恨
- 嫉妒
- 愤怒
- 耻辱

返回你在本章前文"审视你的饮食观念"练习中记录的负面想法。反思其中的一种想法，并注意该想法是否会产生以上任何一种情绪。

重构你的负面、自我指责性想法

以下练习将帮你认识到饮食想法对情绪的影响。首先，描述阅读这些负面陈述后的感受：

- 我是失败者——我永远不能坚持节食！

- 我总是暴饮暴食！

- 我告诉自己不要吃碳水化合物，但我吃了一整盒饼干！

_____

_____

_____

接下来，注意并描述将这些负面想法重构为积极陈述时的感受：

- 节食体系是制造失败的体系，我拒绝节食！我不是失败者！

- 我注意力集中时，能注意到自己的饥饿感和饱腹感，因为我天生具有同时检测两者存在的能力。

- 允许自己想吃什么就吃什么之后，我吃了适量的饼干。

_____

_____

_____

对比你在表达积极陈述前后的感受：

_____

_____

_____

你会发现，将消极想法转化为积极想法的次数越多，你的消极情绪就越少。

情绪如何影响行为

你体验过观念系统对想法的影响，现在，该了解一下情绪（积极的或消极的）对你行为的影响。

反思最近一次因暴饮暴食感觉不好的经历。你吃了什么，在哪里吃的？

回想一下暴饮暴食之前的感受。是消极的，积极的，还是没什么感觉？

这些感受如何影响你的暴饮暴食行为？

消极想法很可能会触发消极的感受，进而影响你的行为，观念会引发一系列消极情绪。想要改变日后的行为方式，第一步就是检查这些观念。不要忘记：观念造就思想，思想影响情绪，情绪影响行为。练习这项活动可以帮你改善自己的饮食习惯，变得积极而愉悦。

螺旋治疗模式——克服评论性的自我对话

不挨饿减肥法是一种客观且自我欣赏的思维方式，充满了积极想法和感恩，是按自己的节奏做出改变的过程。节食思维者的思维是非黑即白的，看待生活的方式是线性的。他们处理项目的目的是沿直线从A走到Z，不允许自己偏离路线。

在节食思维下，这条路没有偏离的余地？但生活并非如此，难免出现各种变动，任何既定的目标都会出现起伏波折。节食者的僵化思维会导致其产生困惑感和负面的自我对话，使其无法坚持节食。这种负面的自我对话和思维会影响心理健康。

不挨饿减肥法是灵活的健康饮食方式，可以将它想象成螺旋治疗模式（见图4.1）。向上向前的曲线，并非直线。小环代表回归过去行为的时刻，这些时刻允许反思，是审视饮食观念和想法、自我关怀和消极自我对话的时刻。有的人将小环视为挫折，但不挨饿减肥者将其视为学习经历，把"是好奇而非评判"作为你的座右铭。

螺旋治疗模式

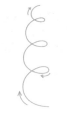

图4.1 螺旋治疗模式

将消极的自我对话转变为积极的自我对话

回想你在饮食中的负面的自我对话，例如，我没有达到锻炼目标，我一无是处。举一个自己的实例：

_____

_____

_____

建立积极的自我对话和态度

描述如何使用螺旋治疗模式这一概念将以上列出的消极自我对话变成积极自我对话。记住：是好奇而非评判。对于上面的实例，你可能会说，我因将运动锻炼作为生活的一部分而为自己感到自豪。虽然我没有坚持持续性锻炼，但是我正在朝这个方向努力。我真是太厉害了！

_____

_____

_____

从消极转向积极的另一种方式就是把内心的感激表达出来：

- 我能在任何需要的时候买到新鲜食品，对此我觉得自己很幸运。

- 我很感激自己身体强健，这让我有力量渡过生活的难关。

- 我很幸运自己饮食健康且营养。

制作你的感恩清单，用感恩的眼光看待世界，观察对你和你的生活有怎样的影响。

_____

_____

_____

_____

拒绝完美主义

客户经常陷入完美主义思维的陷阱。因此，必须重新确定"尽可能"思维这一前提，以避免消极的自我对话，如果你自己每天或总是做一件事，你的目标就是追求完美。萨尔瓦多·达利曾说过：不要惧怕十全十美——你永远做不到十全十美。以下是一些完美主义思维的例子：

- 我要开始锻炼，下周每天都要去跑步。

- 除非感觉特别饿，我决不吃东西。

- 我一吃饱就停止用餐，从不吃过多。

现实一点说，你认为这些目标自己能坚持多久？你的孩子正在吃饼干，想与你分享的时候，或者你的伴侣说："我们现在出去吃午餐吧"，但你却不饿的时候，你会有什么样的反应？这些目标的问题在于，一旦你没有达到完美主义者的标准，就会感到自己失败了。你甚至会因为不能坚持自己的承诺而感到羞愧。因为对自己的失望和羞愧，你可能会完全放弃自己的目标。

有一种方法可以调整思维模式：采用"尽可能"一词。设定目标时多留点余地：我要尽可能多地锻炼身体，如果太累或没有时间，就休息。换句话说，记住你对行动的承诺将是"尽可能"。

如果你要求自己只在饿的时候吃东西，那就得承认，有些情况下，即使你不是很饿，也有必要吃点东西。要尽可能地因为饥饿而进食，但偶尔也可以因为娱乐或方便而进食。

练习"尽可能"思维模式

将以下完美主义者的目标调整为"尽可能"思维下的目标。写出更合理的目标，才可能成功。例如：完美主义者的目标：我将一直采用不挨饿减肥法！"尽可能"思维模式下的目标：我会在进餐时保持思考，尽可能成为不挨饿减肥者。现在，尝试调整以下语句：

我只吃有机食品。

_____

_____

我要告诉自己，我每天都很漂亮。

_____

_____

_____

我要每天早上六点起床锻炼。

_____

_____

_____

用"尽可能"思维来设立自己的目标。

_____

_____

_____

在实际生活中，列出你用"尽可能"思维建立的目标，并将其贴在容易看到的位置，消除完美主义思维。

食物警察的饮食规则

在节食思维的影响下，你根据旧观念制定了许多饮食规则，并可能在你有生之年慢慢增加。许多人说，这些观念和规则源于他们小时候的家庭教育以及家庭成员之间的互动。在本节中，你将探讨食物警察口中的饮食规则，并评估这些规则对你的影响。

审视你的饮食规则

没有人能一开始就把"节食十诫"刻在石碑上，并一直遵守。饮食的理念体系和规则在缓慢发生变化。以下问卷将使你了解自己的饮食规则。阅读各个选项，选择是或否，将自己的饮食规则填写在空白处。

你遵守哪些饮食规则？

是	否	
		1. 你是否会计算卡路里、脂肪、碳水化合物、蛋白质等？
		2. 你会根据食物的卡路里含量来决定吃多少吗？
		3. 你是否觉得只有按照完美的饮食规则进行饮食才能保持健康？
		4. 你给自己规定什么时间可以吃东西吗？
		5. 你对零食有规定吗？
		6. 你有要避免食用的食物吗？
		7. 你规定自己必须了解一顿饭或者食物的营养含量吗？
		8. 有其他人在场的时候，你的饮食和平常一样吗？
		9. 你会将自己与他人的饮食进行比较吗？
		10. 你对饮料饮用量有规定吗？
		11. 你对运动和饮食有什么规定吗？
		12. 你认为应该限制自己的碳水化合物摄入量吗？
		13. 你认为应该避免吃甜食吗？
		14. 你会称量你用的食物吗？
		15. 你有可食用"安全"食品清单吗？

在下面的横线上，或在单独的笔记本上，写下你回答"是"的问题，并分析你的答案，解释你如何在生活中遵守这些规定。目前先不要问自己为什么这样做，也不要试图找寻消除或更改这些规定的方法。

实例：问题3. 你是否觉得只有按照完美的饮食规则进行饮食才能

保持健康? 是。我吃的非常少，所吃食物的脂肪含量也很低，而且我不吃麸质食物。

挑战你的饮食规则

回顾你的答案，看看是否可以用灵活而非绝对的答案来重新制定饮食规则。如果你的想法很死板或者很完美主义，那你要注意了。对一些问题，看看是否可以在答案中添加"尽可能"。例如，我知道我可以相信自己的身体在大多数情况下能给我提供正确的信号，让我拥有均衡、健康的饮食。此外，你会发现自己能制定的最健康的目标是挑战饮食规则。例如，你可能对问题"你认为应该避免吃甜食吗"的回答是"是"。在这个问题中，用不挨饿减肥法的思维来重新定义该规则将是：我与食物建立了良好的关系，我可以随时吃甜食——我不需要避免吃任何食物。

家人的饮食规则

家庭理念对你的理念的形成有很大的影响。即使他们的意图是好的，许多父母也会根据什么可以吃和什么不可以吃的规则来抚养孩子。从童年时代就开始了解这些规则是很重要的，要知道它们的严格程度，以及它们可能怎样继续影响你。（注意：如果你是正探索身边营养规则的儿童或青少年，请记住，父母制定营养规则肯定是出于好意。）阅读下列的问卷问题时，请认真思考每个问题，然后再回答是或否。

你遵守哪些饮食规则？

是	否	可问问题的类型
		1. 你父母有严格的饮食规则吗？
		2. 你父母会要求你把盘子里的东西吃光吗？
		3. 对零食有什么规定吗？
		4. 对甜点有什么规定吗？
		5. 有不允许吃的东西吗？例如，你不能吃甜食或快餐？
		6. 你有没有在父母不在的时候偷吃东西？
		7. 你是否会对朋友的聚会感到兴奋，因为父母不在身边就有机会吃好吃的零食？
		8. 你担心自己的体重吗？
		9. 你父母对他们自己和你的饮食有不同的规定吗？
		10. 你有没有收到过父母的自相矛盾的信息？例如，他们告诉你不要吃太多东西——说会增加体重，但是即使你不饿，他们也坚持要你把盘子里的东西吃光？
		11. 你父母对锻炼有要求吗？
		12. 你父母或者其中一个经常节食吗？
		13. 你父母或其中一个经常对自己的身材表示不满吗？
		14. 你的父母会不会监控你的体重？
		15. 你父母会不会让你节食？

回顾你填写的答案

在下面的横线上，或在单独的笔记本上，写下你回答"是"的问题，并拓展你的答案，解释你如何在生活中遵守这些规定。

实例：问题2. 你父母会要求你把盘子里的东西吃光吗？是的。不把盘子里的东西吃干净，我的父母不会让我们离开餐桌。如果没有吃完，我们必须坐在那里待着——有时要待几个小时之后才能离开。有时，我们会将剩下的食物喂狗，或将其藏在餐巾纸中，但是如果被发现，我们就会受到惩罚！

_____

_____

将自己的想法与家人的规则区分开

回顾上面的每个答案，并对每个答案写下你对这些家庭规则的看法和期望。可能能够反映你当前想法的陈述如下：我吃饱了的时候就停止吃饭。如果我仍然很饿，再继续将盘子里的东西吃干净。

_____

_____

他人评论的影响

家人、朋友或熟人有没有评论过你的体重、身材、饮食或饭量？如果评论人表现得就像是苛刻的父母，那么你很可能会觉得自己像个叛逆的孩子，这些感受会通过你的举止表现出来。

_____

_____

可能产生较大影响的评论如下："你穿那套衣服不太好看"或"你真的能吃下整个牛排吗？"你的本能是反驳这个评论吗？如果没有得到重视，叛逆的情绪会引起强烈的反作用，通常表现为暴饮暴食。你会以其他方式回应在被评论时感到的伤害、生气、怨恨或害怕吗？

你通常如何回应这样评论你的人？

虽然你无法控制他人，但你可以大声抗议，告诉他们这类评论会伤害你或让你感到气愤。尽管评论者会以"我是担心你的健康"的名义来为自己辩护，但这些批评性言论仍会伤害到你，并影响到你的个人生活。如果他们没有倾听你的感受，继续对你做出不恰当的或刻薄的批评，你也不必继续听他们评论。在某些情况下，你可以设定界限，实际上那些人也可能会尊重你的界限。无论哪种情况，采取行动维护自己都会比叛逆地表现出来更有力量。

研究他人对你的评论

写下父母、朋友、伴侣或其他人对你的具体评论。

听到这个评论后，你感觉如何？

你采取了什么行动？你说了什么或做了什么？

还有其他你想要采取的行动吗？如果有，你会如何行动？

　　按需重复本练习中的各个步骤。最后，它会增强你对不适当评论的抵抗能力。你将学习如何大声抗议、设定界限，真正地保护自己。

改变批判和叛逆的自我对话

　　面对其他人的批评，你无法控制他们如何评论你，但你可以改变与自己的对话方式。如果你用批判的方式和自己说话，就像别人这样对你说话一样，你很有可能会以叛逆的方式做出回应。

　　想想你习惯怎样跟自己对话，以及你如何回应这种自我对话。想象你在跟自己对话：午餐时你吃了一个会让人发胖的汉堡，所以晚餐最好不要吃太多！对这种自我对话，你有什么感觉？

_____

_____

接下来，假设你用以下反驳回应上述评论：是的，但是晚餐我也要尽情地吃，甚至要再加一个汉堡和炸薯条！

请在下面描述当你想象自己做出回应时的感受。你会不会觉得自己像个叛逆的孩子或者少年，是在以一种挑衅的方式说话？

_____

_____

以下是对两种内心声音的重述。请注意阅读时的感受，然后在下面写下这个语句所引起的感受。午餐吃了汉堡感觉很饱，而且我现在不饿。快吃晚餐了，到时我就知道我喜欢吃什么了。如果我饿了，又想吃汉堡包，我就会去吃，但现在我感觉晚餐可能只想吃沙拉。

_____

_____

定期练习这种重述会消除自我对话里的批评。你会发现，对自己说话越温和，就越能减少自己叛逆的反驳话语。

现在思考下一个自我对话实例的影响。想象你对自己的外表进行评价：你今天看上去真糟糕。你的头发很糙，衣服没有熨烫，看起来很胖!

读到这些话时你有何感受？你有没有感到受伤、生气、怨恨或害怕？通常你对这种充满批评的内心对话会作出什么反应？是叛逆吗？如果是，那你的反应在预料之中。

_____

_____

如果你现在用充满批判的话语与自己对话，请尝试以客观、中立的语气代替。首先，记下你对食物、饮食或身体经常做出的批评。接下来，写下怎样用中立态度来代替这种批评。例如，如果你经常告诉自己：你不应该吃那么多东西。一个更温和的想法是：当我不够专注、吃的东西超出身体需要时，我会感到不舒服。

为了饭后感觉更好，我会在吃饭时更加专注。

_____

_____

通过注意自我对话时和回应他人时的自我感受，你能消除许多阻碍你向不挨饿减肥者发展的障碍。这是你自发的不挨饿减肥者的声音，它了解你真实的想法和感受，可以引导你与食物和身体建立健康关系。

倾听内心的声音

我们内部有许多不同的声音，它们会引导甚至干扰我们的身体直觉信号。在本章中，我们已经讨论了食物警察的声音，但是还有其他声音，有些是积极的，可以帮助我们做出明智的饮食决定。我们将这些声音都称为内部的食物声音。这些声音可以分为两组，破坏性的节食声音和强大的同盟声音。

破坏性的节食声音能够让你一时沮丧。但是，你可以通过已经做过的练习尝试改变这些扭曲的想法，将这些负面声音转换为强大的同盟声音。破坏性的节食声音会对食物和身体的关系产生不利影响：

• 食物警察会根据你选择的食物来确定你的身体状况是好是坏，它会将你的节食规则和饮食规则结合起来。

• 营养信息提供人会告诉你哪些食物是健康（不会导致发胖）的或哪些是不健康（导致发胖）的，与文化中的流行观点一致。

• 叛逆节食者会进行叛逆性评论，会让你觉得自己无法自主决定自己的饮食。

强大的同盟声音会帮助你缓解你的身体与食物之间的关系。

• 食物人类学家是客观的研究者，他们的评论不带道德评价。

• 营养师是可以进行最积极自我交谈的一种友爱、善良的声音。

• 营养同盟是客观的声音，能够帮你选择可以给你带来能量、健康、满足感的食物。

• 不挨饿减肥者是你内在智慧和意愿的声音，会引导你做出最适合身体需要的选择。

这是用以练习识别不同食物声音的测试。在以下语句中哪个声音在说话？

1. 如果你吃下那块奶酪，你的胆固醇会变高。

2. 虽然我不饿，这些也不是我最喜欢的食物，但我要吃光所有饼干。

3. 我的身体会告诉我该吃什么、什么时候吃以及吃多少，我信任这些信息。

4. 食物里面有很多大蒜和洋葱，而且我知道我每次吃大蒜和洋葱都会闹肚子。

5. 我发现我昨天一整天都吃太饱了。

6. 即使我昨晚吃撑了也没关系。

7. 我昨晚吃了比萨，而且我知道自己会长胖五磅！

答案：1. 营养信息提供人；2. 叛逆节食者；3. 不挨饿减肥者；4. 营养同盟；5. 食物人类学家；6. 营养师；7. 食物警察。

观察自己内心的食物声音

描述两个最近几天有关饮食的自我对话。在每个描述后面，确定它来自破坏性声音还是同盟声音。

自我对话：

破坏性声音还是同盟声音?

_____

自我对话：

_____

破坏性声音还是同盟声音?

_____

专注于找到我们身边的破坏性声音和同盟声音，能够使我们在这些声音突如其来的时候立即识别它们。然后，我们可以学习用同盟声音代替破坏性声音。

用强大的同盟声音代替破坏性节食声音，找出两个常见的破坏性声音。你的同盟声音会如何回应?

破坏性声音：

_____

_____

用同盟声音回应：

_____

_____

破坏性声音：

_____

_____

_____

用同盟声音回应：

_____

_____

_____

_____

每次听到头脑中有破坏性声音时，请练习做出如上回应。经常进行此练习，你会发现破坏性声音的出现频率会降低，最终，你只会听到同盟声音。

挖掘不挨饿减肥者声音

你刚刚练习过使用强大的同盟声音来代替破坏性节食声音，从而进行积极的、鼓励性的自我对话，最终目的是发现你与生俱来的不挨饿减肥者声音，并用它来将你引向满意的饮食方式。要记住，你生来就知道应该怎样饮食。不挨饿减肥者声音将会让你对吃什么，吃多少和何时吃感到安全和自信。例如，如果你打算在晚上外出吃美味晚餐，你的不挨饿减肥法会指导和鼓励你。

• 我今晚要去一家很棒的餐厅，所以我要吃点下午茶，这样我晚上去这家餐厅的时候就不会吃太多。

• 到达餐厅的时候，我会好好浏览菜单，希望能够找到满足我味蕾和身体需要的食物。

• 当我感到刚好饱了的时候，我会花一些时间去权衡食物有多美味以及如果我现在停止进食感觉会有多好。

• 我可以把剩菜带回家，明天继续吃。或者，如果明天这些菜不能吃了，我就会把它们扔掉。

• 当我身体已经感觉很饱了，但舌头还想吃更多的时候，我会感到痛苦。但我知道这种痛苦很快就会过去，下次我饿的时候可以继续吃任何我想要的东西。

描述你的不挨饿减肥者声音在下列情况下的反应：

1. 我知道饭后我想吃些甜点。

不挨饿减肥者声音的反应：

_____

_____

2. 我今天早上感觉不舒服。那我今天要怎样实施我的锻炼计划？

不挨饿减肥者声音的反应：

_____

_____

_____

3. 周六晚上我要参加一场盛大的晚会。我要怎么计划当天晚上应该吃什么东西？

不挨饿减肥者声音的反应：

_____

_____

_____

你在现实生活中的情况：

_____

_____

_____

你的不挨饿减肥者声音的反应：

_____

_____

_____

总结

来自食物警察的声音会激发你与食物的战争。本章中的练习旨在教会你如何挑战你在饮食方面的消极想法，学会倾听自己内在的声音，改变思想，进而改变情绪，最终改变饮食行为，更好地建立与食物的关系。

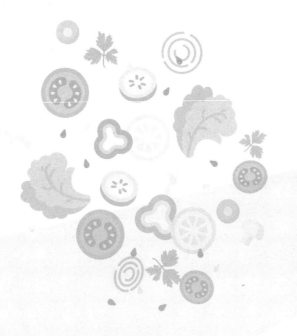

第五章

感受饱腹感

如果身体告诉你，你已经不饿了，请听从身体的信号。如果吃东西过程中，你感觉刚好吃饱，请注意观察身体的信号，并反思：食物的味道怎么样，现在是几分饱。

如果你吃东西时不够专注，只是习惯性地把盘中食物扫光，或者吃得太快，连食物的味道都没有尝到，你就很难判断自己是否吃饱了。爱德华·哈洛韦尔（Edward M. Hallowell）在《忙疯了》（*CrazyBusy*）一书中描述了现代人困境：因技术不断进步，且提高效率的紧迫感日益增强，人们一方面极其忙碌，另一方面总是心不在焉。我们必须时刻都在忙。有人甚至认为，吃饭的时间只用来吃饭是浪费时间。因此，他们边吃饭边做其他事情，即使只是看新闻。

本章的活动将帮助你
● 找到吃饱喝足时的身体感觉；
● 考虑你吃东西后想要什么样的身体感觉；
● 感受饱腹感的细微差别；
● 有人要求你吃东西时，无论你有没有吃饱，学会去拒绝。

本节将介绍导致你饱腹时无法收到身体信号的多种障碍，包括：用餐不专注和社交压力大。你将练习克服这些障碍的方法，以便你可以及时对饱腹信号作出反应。

用餐不专注

边吃边做其他事就像开车时发短信打电话一样，分心饮食和分心驾驶并无二致。你可能知道读新闻或回邮件时在吃什么，但你无法品味餐食带来的各种感官体验：吃生菜时脆脆的声音，奶油丝般柔滑的口感，豆瓣酱浓郁、醇厚的味道，燕麦片散发出的肉桂香气，意大利面沙拉织锦般的色彩。尽管你有同时进行多项任务的能力，但你的头脑就像摄像机镜头一样，一次只能真正关注一件事情。因此，边吃饭边做其他事情，不仅会降低用餐乐趣，还会让你无法及时感知身体的饱腹感，导致你最终发现自己吃得过饱。或者，你可能会发现，明明已经有饱腹感，但由于你没有体验到用餐的所有乐趣，你可能仍有继续饮食以体验这些乐趣的强烈愿望。

感受饱腹感的障碍：专心进餐自我评估

1. 请在你进餐时经常做的事情旁打"×"：

☐　看电视或电影

☐　发短信

☐　看书

☐　看杂志

☐　上网

☐　刷社交媒体或在上面发消息

☐　在办公桌前工作

☐　做家务

☐　给邮件分类

☐　查收电子邮件或语音邮件

☐　检查你的智能手机

☐　玩数字游戏

☐　创建待办事项清单

☐　看报纸

☐　读麦片盒上的文字

☐　四处走动

☐　开车

☐　打电话

☐　做孩子上学的午餐

☐　其他：

2. 查看你对哪些事情打"×"，然后反思你每隔多久会边吃饭边做这些事情？

☐　每次进餐

☐　大多数餐

☐　仅早餐

☐ 仅午餐

☐ 仅晚餐

☐ 仅点心

3. 回忆你在什么时候会边吃东西边做这些事情。

_____

_____

4. 想到专心吃饭，不做其他事情，你会有什么恐惧或不适感吗？

_____

_____

5. 怎样才能做到专心吃饭？也许你必须确保时间充足，必须在远离电视或电脑的房间用餐，或者必须与家人或室友就此达成一致。

_____

_____

6. 最好的解决方案是：吃饭时不要做任何让你无法享受餐食带来的各种感官体验的事。但是，这对大多数人通常是一项很大的挑战。描述一种你能做到专心用餐的方法。例如：我将在一周内专心吃某顿晚餐。

_____

_____

_____

_____

创造最佳用餐环境

无论你是独自用餐还是与他人共同用餐，进餐时间都是你与身体交流并为其补充营养的时间，尤其是常规饮食（零食带来的满足感和舒适感也很重要）。如果你与家人、朋友或同事一起用餐，这也是你与他人交流的时候。但是如果受到干扰，交流就很困难。你应该创造尽可能理想的饮食体验：愉悦，放松，不受干扰。要做到这一点，主要有两种方法：设置界限和创造愉悦的用餐环境。查看下列陈述，勾选你愿意尝试的方法。

设置界限	创造愉悦的用餐环境
☐ 关闭所有电子设备，包括其他家庭成员使用的电子设备，背景音乐除外。除非绝对必要，不要在用餐时接听电话。	☐ 在固定的地点（如：厨房或餐桌）用餐。
☐ 不要期望在用餐时间解决争议。	☐ 餐盘、餐具和餐巾纸放在固定的位置。
☐ 坐着而不是站着吃饭。	☐ 通过播放音乐、点蜡烛或在桌上摆放鲜花营造愉悦的氛围。

"光盘"习惯

我们的外部饮食文化有这样一种习惯：不管吃了多少，都要扫光盘中所有食物。但是，这种习惯是我们感受饱腹感的障碍，使我们不能收到身体内部发出的信号。因此，不管你最初的饥饿程度如何，你之后的饱腹程度如何，你吃光盘中食物才会停止进食。我们在吃食物套餐时也通常采用这种方式——吃完整个套餐为止。我们在儿童时期就被父母灌输这条规则，久而久之这条熟悉的规则就会演变成一种习惯，甚至是一种期望。其他因素也可能导致"光盘"行为，如：太饿，进食太快或担心不够吃。

"光盘"习惯评估

"光盘"习惯与不挨饿减肥法相悖。下列问题可帮助你评估这种习惯的严重程度，并确定改正方法。

1. 请阅读以下陈述，并对符合你情况的"光盘"习惯原因打"×"。

☐　我在一个大家庭中长大，用餐需要和别人抢食。我妈妈把所有食物都放在桌上。如果我抢不到我自己的那份食物，我就吃不到了，其他人会吃光。

☐　我从小就经历食物不够吃，有时候吃完上顿不知道还有没有下顿，所以我养成了一种习惯：吃光一切。

☐　有时候准备的食物刚好够吃，我应该能全部吃完。

☐　坐下吃饭时，我通常会感到饥肠辘辘，因此非常急切地想吃饭，想很快吃饭。

☐　我从小就把"光盘"看成一种良好的习惯。我总觉得盘子里剩着食物很浪费。

☐　每当一整份食物摆在我面前时（例如：整个三明治），我就会不由自主地吃完一整个。

☐　吃一包食物（例如：薯片）时，我也会不由自主地吃完一整包。

☐　如果不吃完，我就会很内疚。

☐　我去饭店吃饭，也常常会吃到撑，要对得起花掉的钱。

☐　吃自助餐时，即使吃饱了，我还是会装满盘接着吃，钱不能白花。

☐　小时候，我必须把盘子里所有食物都吃完，才能得到甜点。

☐　我吃得很快，常常会比桌上其他人先吃完。

☐　别人做饭给我吃，他们希望我吃完。因此，即使我很饱了，我也会接着吃，因为我怕伤了他们的感情。

2. 回顾导致你"光盘"行为的各种因素，并回答以下问题：

A. 你吃饭时，光盘的次数占多大比例？

☐　很少

☐　半数以下

☐　半数以上

☐　每次

B. 你觉得"光盘"行为更像是？

☐　无意识的习惯

☐　一种良好的行为（注意：如果你因盘中的食物没有吃完而感到内疚，"光盘"行为有可能是你的信念体系或个人价值观的一部分。）

C. 如果你是一个"光盘"行为者，你已经吃饱了，但盘中还剩下一两口食物，你要做到停止用餐有多难？

☐　不难

☐ 有点难

☐ 非常难

练习。要克服不自觉吃光盘中或袋中食物的习惯，试着剩下一两口。这项练习旨在打破你忽略饱腹程度的饮食习惯，能帮助你在以后的各项练习活动中吃饱就停下来，并评估自己的饱腹程度。

打破自动化习惯的方法：左手饮食实验

如果你有"光盘"或者吃饭很快的习惯，你就很难感受到饱腹感，因为这种习惯成为了条件反射且根深蒂固。但是，如果自动化习惯被打破，你就会更易于听从自己的意愿，例如吃得刚刚好就停止用餐，而不是把盘中剩余的食物都吃完。接下来的实验提供了一种打破自动化习惯的新方式，可帮助你细细品尝食物，并使你更易察觉吃饱时的身体感觉。

该方法基于一项设计巧妙的研究，该研究要求受试者边看电影边用自己的非惯用手吃东西。在研究的第一部分，受试者用惯用手吃东西。此时，他们受饥饿状态或爆米花口感的影响最小。（他们吃的爆米花一半是不新鲜的，一半是新鲜的，但是他们并没有注意到变味的爆米花）在研究的第二部分，受试者拿到的是一个特殊的爆米花盒子，该盒子的一侧装有垂直对齐的手柄。为了防止受试者使用惯用手，要求他们将惯用手放入手柄和盒子之间，并在观看电影时一直以这种方式拿着盒子。实验结果：受试者吃的爆米花减少了，尤其是变味的爆米花，因为受试者更能意识到自己在做什么；他们的动作不再是无意识的了。

因此，在接下来的训练中，你将用非惯用手（大多数人是左手）进餐。这项训练最好在家中的隐私空间中进行。你需要采取一些措施，防止你无意识地使用惯用手，如：用皮带将你的惯用手绑在腿上或腰上。你也可以在用餐时将惯用手放在大腿下面或者背到后面，但是你需要对你的惯用手保持高度警觉。进行这项训练时，你应该确保不受干扰，而且时间充足。

用你的非惯用手吃饭，并留意吃饱时的身体感觉，以及你的用餐速度。

完成训练后，请回答以下问题：

1. 你吃饭花了多长时间？你的用餐时间与平时的用餐时间有何相似或不同之处？

2. 你是否更易于感觉到饱腹感？你什么时候开始感受到饱腹感？

3. 如果你使用惯用手，以这种速度进食，并达到同样的饱腹感，那么还会吃掉那么多东西吗？

适时停止用餐

在社交场合中，常常会有人让你多吃点。有时主人只是表示自己的礼貌以及热情好客，但是也有人会觉得别人吃他们做的饭菜是对他们自身价值的肯定，尤其是这道菜是他们的拿手好菜时。但是，你应该尊重自己身体的感觉。你多吃点会让别人开心，但是你没有义务通过牺牲自己的身体和舒适感来取悦别人。如果你不想吃了，即使他们反复问你饱了没有，你也不必改变决定。你可以通过以下几种方法礼貌拒绝。请勾选符合你情况的陈述。

	1. 不用了，谢谢。
	2. 我虽然很想多吃点，但是我再多吃一口都撑得难受。
	3. 你的甜点（或其他什么食物）看起来很好吃，但是我实在太饱了，吃不下别的了。但是如果还剩着，我想带点回家。
	4. 不用了，谢谢。真不用了。
	5. 哇，你做的菜看起来太棒了，但是我实在是太饱了，吃不下了。如果可以的话，能否跟我分享你的独家食谱。
	6. 我刚刚吃完饭，没想到你又在聚会上准备了吃的。这些看起来都很好吃，但我实在吃不下别的了。但是如果你剩的太多，我很乐意打包带走。
	7. 你做的菜我很喜欢吃，真是太感谢了。这看起来很好吃，你一定花了不少功夫吧。我要是还能吃，我肯定特别想吃，但是我现在太饱了。
	8. 不用了，再次谢谢你。你的食物很美味，但是如果我再吃，我的身体就会不舒服。我觉得你不想让我感到不适。
	9. 现在我连一口也吃不下了。我真的不想撑得难受，希望你能理解。
	10. 是的，如果是平时，你让我多吃点时我一般不会拒绝。但现在，为了健康和舒适，我正训练聆听我身体的需求。我已经吃饱了，谢谢。

有用小贴士：有意识地做出停止用餐的决定。如果你有"光盘"的习惯，而且正在与他人一起用餐，你可以通过一些刻意的行为，如：把餐具放在餐盘上，来坚定你停止进餐的决心。这个简单的行为会防止你不自觉地吃掉剩余的食物。

饱腹感的特征

吃饱时，人们会产生各种身体感受。以下是用餐期间和饭后饱腹产生的各种身体感受。在符合你情况的陈述前打钩。

- ☐ 胃：许多人会感到胃部或轻或重的饱胀。

- ☐ 头：许多人想到食物和饮食的次数变少。吃的欲望下降了。

- ☐ 心情：许多人感到情绪变化；他们开始感到愉悦或放松。

- ☐ 能量：有些人感到精力充沛。然而，有些人则在进食后感到昏昏欲睡。

- ☐ 其他：

吃得刚刚好时的感觉

有些人在突然感觉撑得不舒服时才停止用餐。这种突然的极度饱胀感之所以会产生，是由于你没有注意吃得刚刚好时的感觉。如果你不观察自己的身体，这种感觉会很细微，很容易错过。对许多人来说，这就需要放慢吃饭速度。以下训练可帮助你识别饱腹感。

通过饮水实验测量内感受性知觉

如果你吃饭时分心，可能会产生一种类似身心分离的状态，此时虽然生理行为上你是在进食，但是心里却在想着别的事。你的大脑没有关注进食的感觉，而是在关注其他事情，例如：看电视。在这种情况下，除非你撑得很不舒服了，你根本意识不到你吃饱了。在第二章中，我们讨论了内感受性知觉，即感知你体内出现的生理感觉的能力。内感受性知觉需要你精力集中。

研究表明，一种被称为标准化水负荷测试的特定饮水实验可以帮助你感受吃饱时会产生的胃胀感（Herbert等，2012）。经证实，无论是对健康者还是胃肠疾病患者来说，该测试都能有效检测饱腹感感知能力。这是练习感知饱腹生理感觉的一种方法。我们要强调的是，这项实验旨在帮助你感知饱腹感，而非欺骗你的身体，让你感觉饱了。（而且，你的身体很聪明，不会受骗。即便你喝了大量的水，暂时获得了饱腹感，你的身体最终仍能识别骗局，并会重新发出需要营养的信号。）

饮水实验

要完成此练习，你需要两到四杯常温无碳酸水，并且保证自己五分钟内不受干扰、不分心。准备好后，就可以开始喝水了。喝水的时候不必着急。

- 注意水吞咽过程和流经食道时的生理感觉。
- 出现饱腹感觉时，请停止饮水。

当你感受到饱腹感时，请回答以下问题。

1. 你大约喝了多少水？

2.描述吞咽过程以及水流经食道时的感觉。

_____

_____

_____

3.这些感觉与你靠吃东西产生的饱腹感觉有何相似或不同之处?

_____

_____

_____

请尽可能多地练习饮水实验,以熟悉如何感知饱腹产生的生理感觉。

_____

_____

_____

_____

影响饱腹感的因素

有很多因素会影响你刚好吃饱所需的食物量。

• 你的初始饥饿程度。不饿的时候吃东西就不会有饱腹感,因为没有饥饿感做对比。

• 吃东西时无条件服从身体的自我协调。如果不能与食物和谐相处,就很难在吃饱时停止吃东西。如果你打算以后再也不吃某个食物了,就会很难停止进食。

- 用餐间隔。距离上一顿饭或点心的时间间隔会影响你的饱腹程度。为了保持能量和血糖的平衡，通常需要每两到六小时吃一次饭。

- 食物量。你在上一餐或零食中所吃的食物量会影响你何时感到饥饿，以及需要多少食物才能获得舒适的饱腹感。

- 社交的影响。有几项研究表明，在他人面前进餐往往会增加食量。这可能是因为注意力分散，同辈压力，或仅仅是无意识。

- 食物类型。所吃的食物的种类不仅会影响饱腹程度，还会影响饱腹感的持久性。例如，吃大量的食物会让你感受到饱腹感，但是如果所吃的食物含有的卡路里很低，例如：蔬菜或爆米花，就很难吃饱。鳄梨等脂肪含量较高的食物会让饱腹感维持更久。下一项训练将深入地探讨这个问题。

探索食物的饱腹指数和持久性

能够增加饱腹感的食物

下列食物有助于产生饱腹感：

蛋白质：餐食或点心中的蛋白质含量有助于增加饱腹感。高蛋白食物包括：肉，豆类、家禽、坚果、酸奶和鱼。

脂肪：脂肪通过两种方式增强饱腹感。首先，餐食中的脂肪会减慢消化速度。在所有食物中，脂肪是消化最慢的。其次，它在延长饱腹感方面起着重要作用。高脂肪食物包括：坚果、色拉调料、油、黄油、坚果黄油、全脂乳制品和鳄梨。

　　碳水化合物：碳水化合物会增大食物体积，从而增强饱腹感。这些食物还有助于人体保持正常的血糖水平，这对于为细胞提供能量至关重要。碳水化合物含量高的食物包括：面食，面包，米饭，豆类和水果。

　　纤维：纤维是一种不易消化的碳水化合物，它能增加碳水化合物的体积，并减缓碳水化合物被血液吸收的速度。这就是为什么全麦面包三明治的饱腹指数高于白面制三明治——前者的纤维含量较高。

饱腹感不持久的食物

　　这些食物种类有助于人体暂时达到饱腹感，但它们是低热量食物，只能带来短暂的饱腹感。举个例子，这就是为什么，你可以吃一顿大份的蔬菜沙拉（不加调料和面包丁），喝一大杯不加糖的冰茶，然后真的感到饱了，但仅仅一两个小时后就又饿了。或者，吃这些食物时，你可能会感到困惑——明明感觉已经饱了，但仍然觉得自己没吃够。你感觉自己在觅食，仍然需要吃东西。我们的患者经常将其描述为一种不安，寻求食物的感觉，他们并没有吃饱。

　　高批量，低热量。这些类型的食物通常是蔬菜和一些水果。

　　"空气食品"。空气食品通常为节食者所熟悉，这种食物会塞满你的胃，但几乎没有能量（卡路里），因此通常用作减肥食品，例如：年糕，膨化谷物和无糖饮料。

　　人工甜食和低碳水化合物食物。这些食物一般用糖醇和不易消化的纤维代替碳水化合物，包括：能量棒、无糖明胶、碳水化合物含量低的甜点和休闲食品，可以让你感到暂时的饱腹感（吃得过多会引起腹胀和不适）。

零食饱腹感试验

为了实验不同食物如何影响你的饱腹感，请在接下来的几天内，从以下对照饮食实验中至少选择一个进行尝试，一定要在感到饥饿时尝试。同时，尽量确保其他各餐与平常相同（每天在同一时间吃相同的东西），以免多吃早餐或晚点吃午餐影响零食的饱腹感。在这些受控条件下，请尝试在某天食用水果冰沙，另外一天再尝试食用花生酱和果冻三明治，以便进行比较。

零食对照试验方案

1	水果冰沙	V.	花生酱和果冻三明治
2	特殊K麦片加牛奶	V.	花生酱吐司
3	老式燕麦片	V.	膨化米糊
4	少数葡萄干	V.	少数杏仁
5	能量棒	V.	脱脂拿铁
6	苹果	V.	苹果伴花生酱
7	涂坚果黄油的全麦面包	V.	涂坚果黄油的白面包
8	一杯牛奶	V.	一杯果汁
9	奶酪和全麦饼干	V.	奶酪和年糕
10	燕麦棒	V.	希腊酸奶和浆果

选择的零食对照组 示例－零食A：水果冰沙	又开始饥饿（几小时后）
示例－零食B：花生酱和果冻三明治	0.5 1.5 2.0 2.5 3.0 3.5 4.0 4.5 5.0 5.5
	0.5 1.5 2.0 2.5 3.0 3.5 4.0 4.5 5.0 5.5
	0.5 1.5 2.0 2.5 3.0 3.5 4.0 4.5 5.0 5.5
	0.5 1.5 2.0 2.5 3.0 3.5 4.0 4.5 5.0 5.5
	0.5 1.5 2.0 2.5 3.0 3.5 4.0 4.5 5.0 5.5
	0.5 1.5 2.0 2.5 3.0 3.5 4.0 4.5 5.0 5.5

零食饱腹感实验

记下你打算吃的零食对照组，圈出你的持续饱腹时长，直到你再次饿了为止。

反思：

描述你尝试过的一个零食腹饱感实验。你期望发生什么？

_____

_____

_____

在你再次感到饥饿之前，哪一种零食带来的饱腹感可以持续更久？

_____

_____

_____

为什么你认为某种零食带来的饱腹感可以维持更长时间？

_____

_____

_____

你如何将你的发现应用于零食，以使零食带来的饱腹感持续更久（如果需要）？

_____

_____

_____

发现饱腹感更持久的食物

将你对零食饱腹持久度的了解应用于正餐中。除评估一餐的饱腹持续性外，你还要关注餐后饱腹感是如何减弱的。

在下列手册中选择你一周内最喜欢的或典型的餐食，并进行评分。为了评估饱腹感能持续多长时间，你将在用餐后的两个小时内，每隔三十分钟就对饱腹感进行一次评分。在手册最后一栏中，请注意从用餐到再次感到饥饿的间隔（可能是一小时到六小时）

餐食（记下日期、时间、类型以及食量）	餐后饱腹时长	饱腹感评估	再次感到"饥饿"（数小时后）
	30 分钟 60 分钟 90 分钟 120 分钟	0 1 2 3 4 5 6 7 8 9 10 0 1 2 3 4 5 6 7 8 9 10 0 1 2 3 4 5 6 7 8 9 10 0 1 2 3 4 5 6 7 8 9 10	
	30 分钟 60 分钟 90 分钟 120 分钟	0 1 2 3 4 5 6 7 8 9 10 0 1 2 3 4 5 6 7 8 9 10 0 1 2 3 4 5 6 7 8 9 10 0 1 2 3 4 5 6 7 8 9 10	
	30 分钟 60 分钟 90 分钟 120 分钟	0 1 2 3 4 5 6 7 8 9 10 0 1 2 3 4 5 6 7 8 9 10 0 1 2 3 4 5 6 7 8 9 10 0 1 2 3 4 5 6 7 8 9 10	
	30 分钟 60 分钟 90 分钟 120 分钟	0 1 2 3 4 5 6 7 8 9 10 0 1 2 3 4 5 6 7 8 9 10 0 1 2 3 4 5 6 7 8 9 10 0 1 2 3 4 5 6 7 8 9 10	

反思

回顾你的"感受饱腹感手册"，回答以下问题。

哪些食物可以帮助你保持饱腹感？保持多长时间？

_____

_____

哪些类型的食物没能维持你的饱腹感（也就是说，饭后就又饿了）？

_____

_____

_____

　　根据你的经验，描述一餐中各种食物分别可以维持几个小时的饱腹感。

_____

_____

_____

　　餐后两小时内每隔每三十分钟评估一次饱腹程度，并描述饱腹感变化情况。

_____

_____

_____

　　描述感受饱腹感过程中发生的任何惊奇或意外的经历。

_____

_____

_____

饱腹感评估量表

　　想要真正了解不同程度饱腹感的细微差别，你需要多练习倾听它。通过下文"饱腹感评估量表"，跟踪记录你的饥饿程度评分、饱腹程度评分、饱腹感带来的感觉，以及餐食或零食中食物种类。尽量准确无误地记录你的用餐时间，这会帮助你了解两餐之间饥饿感的变化规律和趋势。坚持记录几天。（你可能想复制日志里的内容）

　　在日志中，首先，评估你用餐或吃零食之前的饥饿程度，圈出最能反映你饥饿程度的数字。然后开始吃东西，但要在吃饭或吃零食过程中停顿一下，并评估（1）食物的味道，（2）饥饿感的减轻和饱腹感的增加。最后，当你感觉已经吃饱了的时候，以0-10数字评分法对饱腹感进行评分。记录饱腹感带来的感受：是愉快、不愉快还是没有感觉？在最后一栏标注下你边进餐边进行的其他活动（例如：阅读、上网、发短信等）。

饱腹感程度反思

观察你的饱腹程度，并寻找变化趋势和规律，然后回答以下问题。你通常在什么时间感到饱腹感？得分为6还是8的时候？

在你吃饱停止用餐时，你的饱腹感让你感到愉快、不愉快还是没有感觉？

你在饥饿程度评分和饱腹程度评分的变化中注意到怎样的变化趋势？例如，如果在饥饿程度评分为2感觉不舒适时开始用餐，是否需要多吃些食物才能吃饱？

饱腹感评估量表

时间	饥饿程度评分	饱腹程度评分	饱腹感带来的感受			餐食	用餐时的活动
			愉快	不愉快	没有感觉		
	0 1 2 3 4 5 6 7 8 9 10	0 1 2 3 4 5 6 7 8 9 10					
	0 1 2 3 4 5 6 7 8 9 10	0 1 2 3 4 5 6 7 8 9 10					
	0 1 2 3 4 5 6 7 8 9 10	0 1 2 3 4 5 6 7 8 9 10					
	0 1 2 3 4 5 6 7 8 9 10	0 1 2 3 4 5 6 7 8 9 10					
	0 1 2 3 4 5 6 7 8 9 10	0 1 2 3 4 5 6 7 8 9 10					

如果你在进餐时进行其他活动，会对你的饱腹程度评分有什么影响？

吃什么类型的食物可让你达到感到舒适的饱腹感？

是否有些餐食需要更大的食量才能吃饱？如果是，与你最初的饥饿水平或你在吃饭时从事的活动有没有关系？

吃最后一口的饱腹感界限

你会逐渐更加熟悉饱腹带来的各种感受，并能够确定吃最后一口的腹饱感界限，即何时（暂时）停止进食。这是一种微妙的体验，此时你会意识到，只要再吃一口，你就会过饱，不再感到舒适。你在本章已进行过这方面的练习，已经获得一些很好的经验。对大多数人来说，只有付出更多的练习和耐心，并对饱腹感给予足够的关注，才能感知应该停止进食的饱腹感。以下具体的措施可以帮助你增强对应该停止进食的饱腹感的感知：

- 吃完饭后，回想自己身体的感觉。真正仔细检查并注意你的饱腹感。花几分钟回味这些感觉。

接下来问自己：如果我早一点停止进餐，会是什么感觉？注意内心出现的想法。也许你会好奇并渴望在下一餐中探索这个想法。也许这个想法对你而言会有些恐怖，也许这个想法让你难过，但都没关系。你只需要注意这些感受，不需要评判，然后在这里记下你的想法。

如果你觉得自己已经准备好尝试多提前几口停止进餐，那就继续下一个活动，也就是吃最后一口的腹饱感界限实验。为了有意义地完成这个实验，你必须能够识别各种饱腹感。如果你还不能做到这点，也没关系，你只需多加训练，并填写"饱腹感评估量表"。记住，不挨饿减肥法的学习并非一场竞赛，你应该以自以为舒服的步调来训练。

最后一口的腹饱感界限实验

实验时，请选择轻松不受到干扰的用餐环境。

1. 请使用"饱腹感评估量表"中说明的方法，当你感觉饥饿感消失和饱腹感出现时，暂停进食一段较长的时间（这是第2步）。

2.大概估计需要吃多少东西才能完全吃饱（注意：你不需要估计出确切的食量），并暂时将其标记为吃最后一口的食量。

3.每吃一口东西，都要非常专注。

● 注意食物在口中的感觉和味道。

注意咽下食物后身体的感觉。

● 在吃下一口食物之前，先问问自己，下一口可能是我吃的最后一口吗？如果你的直觉是肯定的，就在此时停止吃东西。

4.注意你的身体感受。重要的是要提醒自己，你仍然可以继续吃掉剩下的食物。请记住，你想吃什么都可以。

总结

在这一章中，你学习了感知饱腹感的不同方式，以及用有意义的方式及时克服饱腹感感知障碍。你发现了许多影响饱腹感的因素，包括吃东西时有其他人在场、距离上次吃东西的时间间隔、所吃食物的种类以及你最初的饥饿程度。

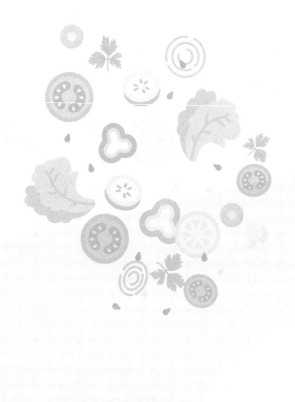

第六章

探究影响满足感的因素

日本人懂得如何享乐，还将其视为健康生活的目标之一。我们狂热追求苗条和健康，以致常常忽略了生存所赐予我们最基本的礼物之一——饮食过程中获得的乐趣与满足感。当你在怡人的环境中吃着自己真正想吃的东西时，你会获得一种愉悦感，而这种强烈的感觉会让你感到满足。只要你能获得愉悦感，你会发现自己的食量大大减少了。

为什么满足感和乐趣很重要

没有什么事情会比吃喝更乏味了——如果上帝没有让它们同时成为享受和必需。

——伏尔泰

不幸的是，对于我们大多数人而言，从饮食中获得的乐趣会使其产生内疚感或犯错感。当然，节食也正是源于此道德观念。这样会使你做出牺牲，吃得也就少了（将就着吃少点）。但是，如果你（总是将就着吃不满意的食物或）饮食体验不愉快，你就不会感到满意。相反，你（可能）会一直寻找让你感到满意的食物，即使你已经吃饱了。幸运的是，研究表明，伊壁鸠鲁饮食愉悦感（这一概念涉及对食物的美学和象征价值以及寻求愉悦感的理解）与食物的大小和幸福感的高低相关，但与体重指数无关。请不要受道德支配，尽情享用真正让你感到满足和愉悦的食物，增强身心健康！也难怪崇尚饮食乐趣的法国心脏病发病率是世界第三低。

满足感是不挨饿减肥法的核心，它是所有不挨饿减肥法的试金石（见图6.1），它能帮你在用餐中获得最大满足感。你会发现，在适度饥饿，而非饥肠辘辘和根本不饿的情况下用餐，会获得更大的满足感。如果你没有节食的饮食思维，不与食物作对，敢于挑战食物警察，你一定会获得满足感。如果在吃饭时没有情绪混乱，你会感到更大的愉悦。如果你能够欣赏自身许多奇妙功能，包括享受食物，你对自己的身体也愈加尊重。如果你定期锻炼身体，保持"吃饭是为了身体好"的心态，你在生活中（尤其是饮食上）能获得更大的满足感。

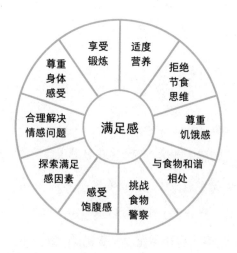

图6.1 满足感：不挨饿减肥法的核心

请记住，遵循不挨饿减肥法可以让你在用餐时获得最大的满足感。在本章中，你可以通过练习更好地了解这种联系，从而重获饮食的满足感和愉悦感。

真正想吃的食物

要想在用餐时获得满足感，首先要问的是："我真正想吃的是什么？"如果从来没人问过你喜欢吃什么或不想吃什么，这个问题对你来说可能很难。先来看看你的童年饮食经历，请回答以下问题：

- 你的父母或保姆提供的食物是否可供选择？
- 你是否有节食的想法或者极端关注吃健康食品？
- 你的家庭是否会对食物界定好坏之分，甚至有禁食的东西？
- 如果你违反家庭饮食规定，是否会受到惩罚？
- 与家人一起吃饭是否有压力？或许他们对你的食物选择过于挑剔。

感官考量，尊重味蕾的偏好。你可能会终生偏爱或讨厌某些口味或食物，但是重要的是，你要知道你的口味可能会随时间发生变化。你可能陷入了一场叛逆的食品大战，你以为自己不喜欢吃某些食物，但是现在发现突然喜欢吃了。选择不挨饿减肥法，那就不要受道德评价的支配，而是选择自己真正喜欢的食物。记住，只有你才知道什么样的食物能满足你的味蕾。不用确定答案——不喜欢吃的时候就不吃，喜欢吃的时候，那就尽情享用吧！

以下问题会帮你确定真正想吃什么。在你适度饥饿时回答以下问题最有效——或许是处于第二章"饥饿感与饱腹感说明"图表中的3或4的程度。当你进行感官考量时，问问自己此时什么样的感觉正好。

哪种口味最诱人？想想这些口味的特点：香精味、甜味、咸味、黄油味、浓味、苦味、酸味、烟熏味、辣味、淡淡或温和的味道。

当你吃充满甜味的食物，如山药或饼干时，你会获得满足感吗？请思考以下问题：你的最后一餐主要是甜的吗？你早餐是否会吃像甜味麦片或涂了果酱的吐司这样的甜味食物？刚刚享受过甜味食物之后，你是否知道现在想吃什么味道的食物？

_____

_____

想想咸的食物，例如泡菜或浓浓的咸番茄酱。想象舌尖上的咸味。这时你觉着这味对吗？

_____

_____

现在想想清淡的甚至淡而无味的食物，比如说白软干酪和水果。想象那种停留在舌尖上和体内的淡淡的味道。现在这味对吗？

_____

_____

还有别的吸引你的味道吗？

哪些食物质地能吸引你呢，顺滑、奶油状、松脆、耐嚼、酥脆、易碎、坚硬、柔软、薄片状、糊状、黏稠、油腻、干燥、湿润、浓稠、稀薄、厚重、块状？

1. 想象舌头上光滑如丝的食物（例如布丁）的感觉。

2. 现在，想想吃松脆东西时的感觉。你想大口嚼沙拉里的生菜叶子或者玉米脆片吗？

3. 可能你现在对顺滑或松脆的食物不感兴趣，而更想吃耐嚼的食物。牛排或百吉饼可能会给你这种味觉享受。

4. 还有别的更吸引人的食物质地吗？

5. 或许你想让一顿饭汇集各种各样的食物质地。

6. 这个时候你可能发现什么食材都不适合自己，所以你宁愿喝东西也不愿再嚼东西了。那水果奶昔可能是个不错的选择。

现在你喜欢哪种食物质地呢？

什么食物会有那样的质地和口味呢？

哪种香气诱人呢？饮食大部分的乐趣来自食物的气味。嗅觉较弱的人进食时收获的愉悦感要少得多。上面那些靠诱人的味道和质地吸引你的食物可能也有某种气味，而你对这种气味并不感兴趣。这时会有一种记忆中的香气刺激你的味蕾吗？

• 烤大蒜或洋葱、热气腾腾的培根、烤牛排或烤箱中比萨的气味会吸引你吗？

• 还是热咖啡、肉桂或香草的香气恰好会吸引到你？

• 又或者是黄油爆米花或刚烤好的面包？

• 那臭奶酪、熏味、鱼腥味或柠檬味的食物呢？

哪种食物温度诱人呢？想象一下，外面下着雨，风寒交迫的时候待在屋子里。你可能正坐在熊熊的火炉前，读一本好书，这时你突然觉得很饿，这时一碗热汤是不是正合时宜？现在，想象一下你在炎热的夏天躺在沙滩上的躺椅上，看着海浪拍打。一碗热汤似乎并不适合此情此景。一杯冰凉的奶昔或者一碗新鲜水果混合白软干酪碗是否

完美？

你喜欢喝热咖啡还是温咖啡呢？你想喝热茶还是冰茶呢？

食物的外观

食物的外观会影响你用餐的满意度。例如下面这顿鸡肉晚餐的形象。想象一个盘子里盛着水煮鸡胸肉，鸡皮看起来都没熟。旁边是蒸的花椰菜和一些土豆泥。你会对这顿米黄色的饭菜感兴趣吗？这顿饭的外观能让人心情愉悦吗？现在，换一下那顿饭的颜色。鸡肉烤至焦黄色。把花椰菜换成烧好的芦笋嫩茎，且土豆泥换成肉桂点缀的山药泥。不管你多喜欢或不喜欢这两个盘子里的食物，食物外观的这些改变都会影响你品尝它们的热情。你思考自己真想吃什么时，问问自己这些问题：

我是想要色彩多样的食物还是简简单单、平淡无奇的呢？

食物外观是如何影响用餐满意度的呢？

食物外观的其他方面：垂直的，比如食物塔；扁平的，像玉米饼；盘中食物的不同材质、形状和大小，食物的摆放（全放在一个碗中或放在单独的盘子上，例如开胃菜什锦或自助餐桌上的食物）。

如何看待食量和持久的饱腹感

感官方面最后一个要说的就是食量，食量是靠胃来衡量的，而不是靠感觉。一些食物，比如营养丰盛的大豆辣椒，消化得很慢。若吃一大份沙拉或清蒸蔬菜，你很快就觉得饱了，但这些消化得快，没有很持久的饱腹感。你选择吃什么东西时，想想下面这几条：

你想吃像通心粉、奶酪或红烩牛肉这样又油腻又丰盛的食物吗？这种食物不仅能让你吃饱还能维持很久。还是想吃像爆米花、酸奶或能量棒这样轻巧易拿的食物呢？这种食物可能吃不饱，或者待不了多久就会饿。

_____

_____

_____

既然早就想过可能选择的食物的味道、质地、香气、温度、外观和大小，那么请记住自己的这些考虑事项。每次问自己真正想吃什么时，一定要记得这些考虑事项。考虑每一个感官，然后考虑整顿饭。你不可能每顿饭都让自己的所有感官满意。没关系。选择当前最重要的那部分。

专注吃饭并细嚼慢咽的重要性

内心的意识或专注是不挨饿减肥过程中的关键部分。专注可以让你感受到身体的直接体验以及饮食中的许多感觉。为了帮你练习这种专注，我们开发了不挨饿减肥意识培训（iEAT）。

不挨饿减肥意识培训策划活动

这是一项指导之下的饮食活动，有助于培养你对饮食中许多感官细微差别的认识和体验，最终会提高你对饮食的满意度。

准备好

大声朗读下面的脚本并进行记录将对你很有帮助，例如，你可以在练习中重播手机上的语音备忘录，但请务必关掉手机铃声以妨干扰。这会让你把所有注意力都放在饮食过程中，而不是一边进食一边阅读。然后执行以下五个步骤：

1. 选择一个可以安心吃饭不被打扰的时间和地点。

2. 选择一种你喜欢吃且不用餐具的小食品，例如干果、坚果、椒盐脆饼、巧克力、面包、水果、格兰诺拉麦片或饼干。

3. 准备餐巾或盘子。

4. 关闭电话和其他设备上的铃声，包括消息提醒声音。

5. 再看一遍你对下面脚本所做的记录，并按说明进行操作。

不挨饿减肥意识培训脚本

将食物放在面前的盘子或餐巾上。舒适地坐在椅子上，深呼吸两次，直到感到放松和平静。慢慢来，不要急于完成下面所有体验。

视觉：注意不要碰食物，观察食物在盘子或餐巾上的外观。带着好奇凝视它，仿佛从未见过这种食物一样。观察食物的颜色、形状以及任何角落、缝隙和阴影。对从未看过这种食物的人，你会怎么向他们形容呢？对观察结果的描述方式并无正误之分。只需要认真观察即可。

嗅觉：鼻子靠近食物，轻轻地闻一下。这种食物闻起来怎样？有气味吗？有香草、薄荷、巧克力的味道，或有辛辣刺鼻的味道？气味淡还是浓？抑或是气味芬芳，不淡也不浓？对气味的描述方式并无正误之分。只需注意即可。

触觉：把食物放在手中。注意手中的感觉。光滑、粗糙、尖锐、易碎、黏、脆、硬、重或轻？对触觉的描述方式并无正误之分。只需注意感受食物的质地即可。

听觉：咬一小口，咬时听起来如何？是"嘎吱"一声、"劈啪"一声、"喷喷"一声，还是或沉闷或清脆的一声？对声音的描述方式并无正误之分。只要聆听和注意即可。

口感：不用再咬，让食物在嘴里蠕动，注意口感。质地粗糙、易碎、干燥、发黏、潮湿、轻巧或其他？不要咀嚼食物，只需注意食物在舌头上的质地如何变化即可。也许食物开始变得潮湿、崩解或变得黏稠或尖锐。对口感的描述方式并无正误之分。只需注意并感受食物质地如何逐渐变化即可。

味觉：这种食物尝起来怎样？甜、酸、苦、咸、辛辣或平淡？食物落在你的舌头上时，味道会如何变化？味道更浓、更淡还是没有变化？食物在舌头上溶解后会出现新味道吗？对食物味道的描述方式没有正误之分。只需观察并注意各种风味的细微差别即可。

接下来，咀嚼然后将其吞下。注意下咽时的感觉，重复此过程。

不挨饿减肥意识培训练习

既然你体验了进食时的各种感觉，那么继续练习专注于饮食就很重要。在即将到来的一周中，选择你可以专注于进食感觉的六种饭或零食。使用下面的不挨饿减肥法训练手册记录这些体验。吃饭或吃零食时注意并核对所有感官体验，然后描述你的这些体验。

不挨饿减肥法训练手册

日期	餐食或零食	感官经验						备注（描述你的感官体验）
		视觉	嗅觉	触觉	听觉	味觉	口感	

不挨饿减肥法反思

与你平时的饮食相比，自我饮食的体验如何？思考一下花费在吃饭上的时间和不同的感官体验。

你怎样做才能使你的大多数饭都能这样吃？开始练习此过程的时候，请选择一顿饭进行有目的的练习，例如午餐。

注意感官方面如何提高你的饮食满意度。

高级饮食习惯：分散注意力

尽管你吃饭时大部分时间都在专心吃，并没有分散注意力的行为（例如看电视、阅读或检查短信），但你可能仍会发现自己思想分散了。也许你发现自己在反复思考与老板进行的不顺利的谈话，会强调即将到来的最后期限，或者将你的餐食与用餐同伴的餐食进行对比。注意力分散会使你对食物的体验感和满意度下降。解决此问题的一种方法通常涉及两个步骤（通常需要重复执行）：

- 选择一种感觉作为焦点感受你的食物，例如食物的味道或口感。每次你进食时如果发现自己陷入沉思，只需将其标记为"思维"

即可，无需做出判断。

• 缓慢地将你的注意力转移到进餐的感觉焦点上，例如注意食物的味道或口感。

准备好经常重复这两个步骤。此处的实际做法是将你的注意力转移到注意食物的一种感觉上，不要继续游离你的思想。此过程与在冥想中简单地注意到游离的思想并缓缓地将注意力重新集中到呼吸的过程非常相似。

特定感觉饱腹感

在享乐学领域（对愉悦的研究）中，愉悦的概念在影响食物选择方面很重要，并且可能影响食物摄入量。这称为特定感觉饱腹感（SSS）。对特定感觉饱腹感的研究发现，它在食用一种食物后两分钟之内就会发生，这时几乎没有来得及消化和吸收，并且特定于食物的感官方面。如果你注意饮食，你将开始注意到特定感觉饱腹感的那一刻，例如，当你的味蕾开始对味觉失去敏感性时。到那时，你可能会注意到它的味道不如你初尝时那样好。特定感觉饱腹感包含以下命题：通过评估你在上一练习中确定的食物的感觉质量，你可以确定食物的愉悦感何时降低。着眼于这一点，你自然会知道多大量的食物能让你得到最大满足。

通常，我们在一顿饭中不只吃一种食物。随着一次进食愉悦感降低，通常饱腹感增加，饥饿感和进食欲望降低。

高级饮食习惯：发现特定感觉饱腹感

对于本练习，请先检查一下你的饥饿感，看看你是否有些饥饿。然后，像上面一样，在经过所有感官之后，选择一种对你有吸引力的食物（在"真正想吃的食物"部分中）。确保只尝试一种食物。注意时间。开始进食，要缓慢并且专心。在继续进食时，请问自己以下问题：

- 食物的味道减弱了吗？

- 食物闻起来还香吗？

- 食物的质地和外观仍然吸引人吗？

当你发现对食物的"愉悦感"有所减弱时，请注意查看已经过去了多少分钟。达到特定感觉饱腹感需要多长时间？

_____

_____

重复此练习，但是这次，要为自己准备一顿有多种食物的饭。当食物种类繁多时，食物带来的愉悦感的降低是否需要更长的时间？需要多少分钟？

_____

_____

_____

_____

掌握了这些知识之后，你会发现，停止进食的愉悦感会降低身体的舒适度和满意度，从而远离用餐。不用担心，你的身体很聪明；随着时间的流逝，你将获得身体所需的营养。

对饥饿感和饱腹感的影响

当你知道晚上要出去吃一顿美餐时，你白天有没有吃得很少？人们一直在这样做，节省了饭钱而没有考虑后果。人们通常会忽略一个事实，刚开始吃东西的时候感觉食欲很好，是一个可以想吃多少吃多少、让自己满足的机会。一旦你处于极度饥饿状态，你只想迅速进食，这会消除你从食物中获得满足的可能。同样，如果在你根本不饿的时候就坐下来吃饭，也很难感到满足。在适度饥饿时开始吃东西，你会获得更多的乐趣。

最后一口饭的临界值

最后一口饭的临界值是你的身体给你的提示，告诉你现在处于舒适的饱腹感水平（在第二章中的"饥饿度调查表"中约为6或7的饥饿水平）。此时，你会发现你对饮食的满意度开始下降。为了获得最大的满足感，要确保自己吃不同种类的食物，并练习在达到饱腹感的时候就停止用餐。满意度调查表会帮助你在评估饱腹感时找到最后一口饭的临界值。

探索影响满足感的因素手册

在用餐或吃零食之前，圈出最能反映你的饥饿程度的数字。吃完后，评估你的饱腹感，然后评估你的满意度。要记住圈哪个数字没有对错之分，这只是一种帮助你倾听并发现饮食满足感的方法。这时，你会找到最后一口饭的临界值。

影响满足感的因素手册

时间	饥饿程度	所吃食物	饱腹程度	满足感程度	备注
	012345678910		012345678910	012345678910	
	012345678910		012345678910	012345678910	
	012345678910		012345678910	012345678910	
	012345678910		012345678910	012345678910	
	012345678910		012345678910	012345678910	
	012345678910		012345678910	012345678910	
	012345678910		012345678910	012345678910	
	012345678910		012345678910	012345678910	
	012345678910		012345678910	012345678910	
	012345678910		012345678910	012345678910	

关于满意度调查表的反思

你注意到饥饿、饱腹和满意度的变化趋势了吗？

你有没有注意到最后一口饭的临界值？如果注意到了，通过对这些的判别，你是否能够更加准确地衡量你的满意度？

在本部分中，如果已经学习并进行练习，你会发现如果在你感到适度饥饿的时候开始吃东西，直到你感到舒适的饱腹感时停止，会有最大的机会获得满足感。达到这一点时，你已经到了吃最后一口饭的临界值，再进食则会降低你所吃食物的愉悦感和满意度。

你的饮食环境

人们对待吃饭就像对待洗衣服一样，只是敷衍了事地完成一项必要但枯燥的任务，几乎不会用心对待。如果你吃饭的时候不考虑周围环境，就会降低进餐的满意度。以下练习会帮助你营造一个平和宜人的用餐环境，让你的满意度最大化。

你会花多长时间来用餐？

你通常在哪用餐？在家里、饭店、学校还是工作的地方？

_____

_____

你吃饭的时候是坐着、站着还是边走边吃？

_____

_____

吃饭的时候是否会从事其他活动，例如打电话、看电脑、看电视、开车或做其他的事？

你和谁一起吃饭——朋友、伴侣、家人、同事、同学或者其他人？还是你一个人吃饭？

_____

_____

如果你在家中用餐，你是在卧室、厨房餐桌，还是在办公桌或沙发上用餐？吃饭的地方是干净的还是混乱的？

_____

_____

如果你有吃饭用的桌子，请描述它的外观。它是否符合你的审美观？你使用哪种盘子和餐具？它们是什么材质？是纸、塑料、陶瓷、不锈钢还是其他材质？

_____

_____

你吃饭的时候会放音乐吗？

_____

_____

你吃饭的时候通常会有哪些情绪？是冷静、焦虑、无聊、恐惧还是其他情绪？

_____

_____

_____

反思

你对目前的饮食环境有什么印象？

_____

_____

你有没有从以上问题的答案中注意到任何主题或趋势？

_____

_____

_____

考虑以下可能的问题：

• 享受吃饭的时间。你是会快速进食，并试图将吃饭的时间压缩到工作和做家务之间的五分钟里？还是会给自己足够的时间来享用食物？

• 用餐时不够专注。如果你是站着吃饭，无论是在冰箱前，看着窗外，还是在房子里跑来跑去，你都失去了放松地坐下看着盘子上的食物，感受它的品质的机会。如果你在进餐的同时进行这些活动，就可能无法集中精力用餐。

• 用餐伴侣。与他人一起吃饭通常可以增强你的愉悦感，但是有时候会让你分心。如果你将自己吃的东西与别人的进行比较，或是你们的交谈不甚愉快，那么你可能注意不到这些食物是否真正符合口味，以及何时达到你用餐的临界值。（每次吃饭的时候都要考虑需不需要找一个同伴，这会让你的用餐感受有所不同。）

• 杂乱无章。如果你吃饭的地方很乱，没有地方能放下盘子，这些混乱会分散你的注意力，使你无法获得平静且满意的用餐体验。

• 用餐环境。如果你在没有吸引力的环境中进餐，那你就不会重视用餐体验，也无法获得吃东西带来的终极满足感。

• 噪声。如果你听到音量过大，砰砰作响的音乐，或者隔壁正在施工，或者你的同事在隔壁吵架或大声说话，你就会感到不适。

• 紧张。如果你的情绪状态太紧绷，会很难平静下来享受用餐。

营造怡人的饮食环境

如果你愿意尽量减少干扰，提升饮食环境的愉悦感，那么你在用餐中获得愉悦感的机会就会大大增加。为营造一个更舒适的饮食环境，你在家中可以做哪些改变？

情绪与饮食的联系

对于一些人而言，用餐是愉悦而享受的庄严时刻。对其他人而言，进食则如同身处战场或监狱一般。

你的情绪氛围

请思考以下问题：你开始用餐后，你家中多久会出现一次混乱状况？混乱状况包括犬吠，婴儿号哭，大家赶着上班或上学，桌子杂乱无章，电话响个不停，等等。要减少这种混乱，你能做些什么呢？或许你可以提早十五分钟起床，好留出时间喘口气，体会你对生活中一些恩赐的感恩之情。或许你可以在用餐时将手机设为静音，也可以在用餐前一晚将餐桌清理干净。或许如果时间允许，你可能想在送孩子上学前吃点零食，在回家后能坐下享用早餐。你愿意做出哪些改变呢？你又能做出什么改变呢？

你房间里（家庭、办公室或学校）是否充满压力？如果你与伴侣、家人或其他家庭成员之间关系紧张，请勇敢地迈出一步，找个三餐以外的时间一起聊聊你们的感受和需求。如果可以，考虑与他们一起寻求咨询服务，改善家里的情绪氛围。

是否有人在吃饭时争吵？要是有人发生了争执，还把争吵带到了餐桌上，要么你就告诉他们另挑时间解决他们的问题，要么就安静吃饭别参与其中。这并非你的问题，但会影响你的用餐体验。因此你用餐时要建立一个无争吵空间。你将如何做到这点呢？

食物是否充足？你是否会感到东西不够吃，或是餐类不够丰富，不能想吃什么吃什么？要是家里没人负责选购食品，冰箱空空如也，你可以制订一个计划，安排人员定期购买食物。在这个问题上你有什么好主意呢？

是否会有人对你吃的东西或你的食量指指点点？要是有人这么做，那会让你的饮食环境充满敌意，你就很难专注于享用餐点。为营造一个温和的用餐环境，你能设定什么样的界限呢？

你应当拥有一个愉悦舒适的用餐环境。你可能没法一口气全部完成，但你可以一步一步来，渐渐提升用餐的愉悦感与满足感。

你的偏好：食物、用餐伴侣、用餐地点

花时间考虑一下你最喜欢的食物、用餐地点、用餐伙伴，这样有利于你用餐愉快。

你最喜欢吃什么？

你最喜欢和谁一起吃饭？和你喜欢的、令你自在的人（包括你自己）一起吃饭，会让你的用餐体验更加愉快。

你是喜欢在家吃饭，抑或是在饭店、在朋友家、派对上、大型活动上，还是其他场合？列出你的喜好排序可以提高你用餐的满足感。

_____

_____

_____

下次计划外出用餐时，你可以花时间想想你在食物、同伴和地点上的偏好。你会发现你的用餐体验有所提升。

总结

探究满足感的影响因素的过程是一种全身心的体验。你能够自由挑选符合你口味的食物。不要试图从不适合的食物中获得满足，否则结果只会很糟。你可能会暴饮暴食，然后找另一种食物来满足自己。要警惕你对所选食物的哪怕一点点内疚，因为那会降低你的体验感。

在本章中，你评估判断了你真正想吃什么食物，了解了能帮你获得最大满足感的其他因素。请记住，这需要时间和耐心，不要妄自菲薄。学会活在当下也是获得满足感的一个关键因素，这可能是你向更充实的生活迈出的第一步。

下一章，我们会更深入研究怎样不用食物就能处理情绪问题。

第七章

不要靠吃解决情绪问题

碰到情绪问题，不要靠吃来解决，寻找其他方式，如：安慰自己，照顾自己，分散自己的注意力。我们所有人一生都逃不过焦虑、孤独、无聊和愤怒这些情绪，但每种情绪都有诱因，都有各自的减缓办法。情绪性进食虽然可以暂时分散你对痛苦的注意力，甚至可以通过麻痹自己，让你短期内获得舒适，但无法解决这些情绪问题。而且，从长远来看，情绪性进食只会使你的情绪问题更加糟糕。最终，你不仅得直面引发情绪问题的根源，还得处理暴饮暴食引发的身体不适。

在大多数文化中，食物用以庆祝、安慰、款待家人和朋友，无怪乎我们学会了用吃吃吃解决情绪问题。但是，如果你把节食也作为解决情绪问题的方法，你的情绪就会被破坏。研究表明：节食者如果靠吃吃吃解决情绪问题，面临的风险会更高。这是拒绝节食并训练不挨饿减肥法的另一个重要原因！

这可能难以置信，但是你生活中的每种进食行为都在某种程度上为你服务，但某些行为却让你情绪受到困扰、身体产生不适。从根本上讲，饮食可以提供营养、愉悦感，有时还可以提供舒适感。对于某些人来说，进食成为一种管理或逃避情绪的方式——麻痹你的感觉，从选择不吃什么（限制食物）到情绪化的暴饮暴食都属于这个范围。

　　本章着重讨论暴饮暴食，但是你为了逃避情绪而进行的任何进食行为都是在用吃吃吃解决情绪问题，不一定非得感到激动或焦虑。有些人长时间处于压力状态时，就采取这种方式应对，例如：离婚或照顾垂死的亲戚，但其他许多人正试图应对生活中平常和轻微的烦恼，例如：无聊。

　　你的家庭教育可能会影响你有效应对生活起落的能力。如果你的父母或抚养人成功培养了你积极应对的能力，例如：大声说话、表达情绪和寻求他人安慰，你就可以轻松应对生活中的挑战（和烦恼）。相反，如果你的父母在情绪上疏远你、侮辱你或忽视你，或者只是他们连他们自己的问题都无法解决，你可能会发现自己会采取破坏性的应对方式，因为你没有其他方法可以应对生活中的挑战。无论你的家

本章的训练将帮助你

- 区分由于自我关怀不足引起的情绪性饮食和不协调饮食；

- 分析情绪饮食的利弊；

- 识别内心深处的感受，以及这些感受如何产生通过吃吃吃解决问题的需求；

- 当你不饿且身体不需要补充营养但仍想继续进食时，确定你的感受和真正想吃的东西；

- 加强不解决情绪问题的机制；

- 学会为压力事件做准备和预演。

庭教育如何，只要你下定决心节食，你都可能会有通过吃吃吃寻求慰藉的诱惑。

自我关怀的关键

许多人认为自己是强制性的暴饮暴食者，因为他们看到自己吃得过多。实际上，其中许多人对自己的判断都是错误的。在探究饮食与情绪之间的联系之前，首先必须确定你的饮食问题是因为你难以处理情绪，还是因为你缺乏自我关怀，抑或是因为你根深蒂固的饮食思维让你感到被剥夺？

自我关怀反思行为表现

缺乏自我关怀，就很难准确地获取身体的饥饿和饱腹信号，在这种情况下，吃吃吃变得更有价值。本节将更深入地探讨自我关怀的几个关键部分：睡眠，生活平衡，营养和压力。

睡眠

美国国家睡眠基金会（http://www.sleepfoundation.org）的研究表明，青少年的最佳睡眠时间是每晚八至十小时，成年人为七到九小时。如果你无法持续获得充足的睡眠，你在四处走动时有可能会感到缺乏精力。

许多睡眠不好的人认为可以通过多吃来补充精力。确实，消化后的食物会从卡路里转化为体能,从而保持身体的运行并执行日常任务,但是多余的食物并不能弥补睡眠不足。吃东西不会让你清醒——事实上只会使你感到迟钝和困倦。怎样增加每晚的睡眠时间并提高睡眠质量?

- 晚上关闭所有电子设备。电脑、电话和电视屏幕的光线会刺激大脑,使你保持清醒。(调整为"夜间模式",以减少灯光对你的影响。)

- 每天晚上同一时间上床睡觉,每天早晨(即使在周末)同一时间起床。

- 白天锻炼以改善睡眠。

- 保持卧室清爽。

- 早上不摄入咖啡因。咖啡因可以在你的身体系统内停留多达十个小时。

- 减少酒精摄入量。酒精是一种镇静剂,最初会使你感到放松和困倦。但研究表明,酒精实际上会干扰你的睡眠并干扰身体的睡眠调节。

列出你可以改变睡眠规律的哪些方面:

_____

_____

生活平衡

有时你感觉不可能把生活中的每件事都做好。通常这是因为要做的事情太多，你对什么事情都有兴趣，但可能没时间去做。这也可能是因为生活中充满各种问题。无论是哪种情况，你都应该现实地知道，你在生活的任何一个方面可以花费多少时间。

考虑一下以下各方面的平衡：工作、娱乐、家庭运动、休息和人际关系。你认为你在哪些方面可能会失衡（如果有的话）?

_____

_____

你如何才能平衡各方面所用的时间。（如需获取相关建议，请查看第二章的"自我关怀评估"。）

_____

_____

营养

有规律地足量进食，否则身体就会进入极度饥饿状态，大脑觉察到身体处于半饥饿状态时，你通常就会暴饮暴食。如果你正受这一问题困扰，请务必阅读第二章"尊重饥饿感"中的做法。

- 你是否每天至少吃三顿饭和两顿零食，而吃东西间隔的时间不太长? 是_____否_____

- 你的每顿饭都含有蛋白质、碳水化合物和脂肪吗?
  是_____否_____

- 你最近是否增加了运动量? 是_____否_____

- 你最近是否吃过增加饥饿感的新药? 是_____否_____

● 你改变饮食规律吗？或者，你是否开始减少饭量或以零食代替正餐？是＿＿＿否＿＿＿

思考你的答案：

_____

_____

压力

生活中许多方面都可能产生压力，例如：工作或学业的最后期限、搬家、分居或离婚，自己或家庭成员的健康危机或关系亲密的人的死亡，而压力会严重影响你的饮食和健康。列出生活中的压力源头：

_____

_____

考虑缓解压力的可能方法。缓解压力有许多方法，如：获得朋友（或专业人士）的情绪支持，获得身体帮助（尤其是搬家时），以及练习克服拖延症的技巧。

_____

_____

先前的练习可帮助你发现可能导致暴饮暴食的一些因素。全面审视自己的生活，找到可能影响饮食的问题及其解决方案，可大大帮助你继续努力发现身体的饥饿、饱腹和满足感信号。

如果没有对你的生活进行审视，你可能会做出错误的假设，认为饮食纯粹基于情绪需求。

评估你遭受食物剥夺的程度：隐性食物剥夺

尽管你一直努力拒绝饮食观念并与食物融洽相处，但你可能尚未完全恢复，可能正遭受我们所谓的隐性食物剥夺之苦。当你遭受隐性食物剥夺时，饮食思维下的习惯和模式仍然植根于你的脑海，即使你已经很努力地去消除它们。以下问题将探讨这种可能性。

你能完全做到与食物和睦相处吗？

- 你真的相信所有食物对情绪的影响都是一样的吗？

　　　是＿＿＿＿＿否＿＿＿＿＿

- 你想到食物的时候能否不将其标记为好食物或坏食物？

　　　是＿＿＿＿＿否＿＿＿＿＿

- 你随时都能吃到你真正喜欢吃的食物，而不需要找特殊的缘由？例如，你不用将其视为仅仅在度假或婚礼上才能享受。

　　　是＿＿＿＿＿否＿＿＿＿＿

你有粮食安全意识吗？

- 你是否经常购买食物，因此你在家中有多种选择和丰富的食物？

　　　是＿＿＿＿＿否＿＿＿＿＿

- 你是否能够自由选择食物，而不是被其他人所控制，例如家庭成员？是＿＿＿＿＿否＿＿＿＿＿

还有其他因素影响你吗？

• 在社交聚会上，你是否因为其他人的眼光停止吃东西，而并没有吃到你想吃到的？是＿＿＿＿否＿＿＿＿

• 你是否停止和判断力很强的人一起吃饭，他们抑制你的食物吗？

是＿＿＿＿否＿＿＿＿

如果你对以上任何一个问题的回答均为"否"，则你可能仍然会受到自我影响的食物限制。缺乏食物（无论是食物的种类还是数量）的感觉都有可能使你暴饮暴食，而暴饮暴食当然会引发恶性循环：少吃作为弥补，反弹后吃得更多，等等。

如果你仍然对某些食物的好坏感到沮丧，请记住，这是一种认知扭曲，我们的文化和多年来的饮食心理加剧了这种扭曲。使用你在第三章（与食物和谐相处）和第四章（挑战"食物警察"）中练习的技能，用一种思想帮助你消除这种古老观念，并用"不挨饿减肥法"为前提的思想将其替换，就是所有食物都平等且可以吃。你需要做什么来弥补或练习解决这些问题？

_____

_____

如果你发现某些饮食断断续续与自我关怀或摆脱饮食拖延有关，那么在这些领域还需要做更多的工作。请记住，这需要耐心和练习。最好先解决这些问题，然后再尝试解决任何情绪饮食方面的问题。当你进行自我关怀并且放弃节食心态时，就可以轻松地度过人生的起伏。本章的其余部分探讨了情绪饮食和实践新技能以建立更健康的应对机制和方法。

情绪化饮食的弊端

重要的是要记住，进食不会无缘无故发生。在很多时候，食物与情绪有关。我们常常忘记了食物与舒适、安全的联系十分紧密。从出生起就是这样。婴儿出生后不久，便给他或她喂牛奶。牛奶最初的味道可能会为与愉悦、在压力下舒适联系起来打下基础。当提供食物来缓解疼痛、庆祝活动并表达爱意时，这种联系就会加深——当食物给人的舒适感像一种回报或一个可靠的朋友时。

情绪饮食涵盖了各种各样的情绪。可以是吃一块婚礼蛋糕带来的愉悦，也可以是消磨困难的感觉，甚至可以是消极的自我交谈后的自我惩罚。分析情绪化饮食的利弊，重要的是要承认情绪化饮食如何为你服务。这是治愈与饮食有关的负面情绪的第一步。如果你意识到实际上是在尝试通过吃或限制食物来照顾自己，当你一无所知时，它将帮助你渡过因为自己放弃饮食而遭受损失的处境。同时，这将帮助你对自我斗争产生同情心。

你是如何将饮食作为应对机制的，请列出最近吃得过多或过少的次数和原因。

情绪化饮食的好处。列出情绪化饮食可能带来的好处，例如给你安慰、分散注意力或从坏情绪中抽离。

情绪饮食的弊端。列出情绪化饮食对生活的负面影响，例如孤独、身体不适和对积极情绪的麻木，请理性看待人们用限制食物来应付情绪的案例。

情绪化饮食的坏处多于好处吗？请说出你的原因。

大多数人会不时地因情绪因素进食，请识别你的情绪触发点：

- 焦虑——食物让自己平静

- 无聊——吃东西是因为无事可做

- 贿赂——帮我完成任务，我请你吃饭

- 庆祝活动——大多数活动都伴随着食物

- 空虚——缺乏精神支撑

- 兴奋——以食物为乐

- 感到孤独或没有被爱——以食物为友

- 沮丧、愤怒、生气——吃东西是一种释放

- 放松束缚——吃东西是军事化管理或完美主义生活的放松途径

- 轻度抑郁——碳水化合物会增加血清素——感觉更好的神经递质

- 情绪低落时——吃东西是一种自我安慰

- 拖延症——吃点东西我就去做任务

- 奖励——我刚刚完成一笔交易，我要奖励自己一块巧克力蛋糕

- 压力——食物可以解压

叛逆感也会引发暴饮暴食，在第四章中，当有人像批评型父母一样对待你时，你就会像叛逆的孩子一样反抗。列出引起你情绪化饮食的诱因：

_____

_____

_____

请举例说明这些情绪诱因是在什么时间以什么方式影响你的：

_____

_____

_____

恐惧	愤怒	悲伤	快乐	恶心	惊喜	羞愧
急躁	恼火	沮丧	愉快	惊吓	惊讶	耻辱
受惊	怀有敌意	阴沉	欣喜	鄙视	吃惊	尴尬
紧张	烦躁	伤心	满意	蔑视	目瞪口呆	内疚
害怕	激愤	绝望	快乐	愤慨	惊异	羞耻
警惕	不满	孤独	满足	拒绝	震惊	受辱
担心	报复	悲哀	愚蠢	厌恶	喜出望外	懊悔

请记得，每一种情绪都会伴随生理感觉；认识这一点是自我感知意识的组成部分。对于上表中的每种情绪，回想你上次感觉到这种情绪的时候，回忆自己在身体中的何处感受到了这种情绪。使自己熟悉身体中的这些感受，这是了解自己情绪感受的一部分。接下来的练习旨在帮助你提高对情绪引起的生理感受的意识。回忆上表中的情绪，下次你有强烈的情绪感受时，请将其写在最左列的一个空格中。请注意它在你身体中的位置，然后在右侧的一个或多个适当位置写一个"×"。在最右侧三列中，反思一下整体的身体体验——是愉快、不愉快还是中立？当你出现这些情绪时，请再用前面的另外一两种情绪重复此练习。熟悉情绪如何给你带来生理感觉可能是学习包容你感受的第一步。

了解你的身体——情绪引发的身体感觉

总体感觉	中立						
	不愉快						
	愉快						
四肢	胳膊						
	腿部						
腹部	膀胱						
	胃部						
胸部	肺部						
	心脏						
	肩部						
头部	颈部						
	口						
	眼睛						
	情绪						

　　你可以从本书的网站上复制或下载前面的练习，以备将来使用，反复练习，从而帮助你更熟练地掌握身体意识。请用以下表格评估你应对自己的感受的方式以及对生活的感悟。请在符合你的表述前打钩。表中的对钩越多，你使用食物应对生活的可能性就越大。

	应对情绪
	1. 当我沮丧、有压力或不高兴时，我会吃东西。
	2. 我发现自己吃东西是为了避免解决问题。
	3. 我觉得我无法控制自己的生活。
	4. 出现问题时，我很难制订计划并严格执行。
	5. 我很难在需要拒绝的时候说不。
	6. 我遇到问题时，我的家人不支持我。
	7. 我不喜欢给我的朋友们添麻烦。
	8. 我很难说出我的感受。
	9. 我常常会冲动。
	10. 我担心人们的看法。
	11. 我觉得我需要让他人开心。
	12. 我生活中没有安全感。
	13. 我很难处理有压力的状况。
	14. 当我感到不知所措或压力过大时，我饮食就不受控制了。
	15. 在食物面前，我不相信自己。
	16. 我经常感觉无望。
	17. 我往往想取悦别人。
	18. 我吃饱之后也很难停止吃东西。
	19. 我的生活看起来失控了。
	20. 我孤身一人时，会吃我真正想吃的东西（比如糖果）。

反思

回顾你的答案——总体而言，你的答案反映了什么趋势？

_____

_____

下一部分，你将学习和练习应对情绪的新方法，这会帮助你与食物建立更健康的关系。

治愈情绪化饮食

学习"不用食物即可应对你的情绪"有三种主要途径：

- 自我关怀、修养身心和同情心

- 学会与你的感受相处

- 转移注意力也非常有用

自我关怀、修养身心和同情心是不吃东西就能应对自己情绪的基础——在继续往下进行之前，你必须要打好这些基础。这就需要你相信，你不仅有情绪需求，你的需求还很重要，而且你有权满足这些需求。没有这种信念，也没有培养自我关怀、修养身心和同情心，你可能会继续或重新使用食物应对情绪——因为食物是你获得舒适感和修养身心的源头。

人们经常否认许多基本的人类需求，但这些需求对于自我关怀至关重要：

- 充足的睡眠和休息

- 感官上的享受

- 表达情绪，以便被倾听、理解和接受

- 智力和创造力的刺激

- 舒适和温暖

你是否常常照顾别人的需求而否定自身需求？这让你感觉如何——可能感到沮丧、不满或疲惫？

_____

_____

_____

修养身心比自我关怀更上一层。这对自己来说真是太好了。你多长时间（很少，偶尔或定期）留出时间来修养身心，比如进行以下活动？

_____

_____

_____

- 索要拥抱
- 和宠物一起玩
- 听一些舒缓或愉悦的音乐
- 享受阅读
- 在大自然中散步
- 欣赏日落
- 给自己买花或其他小礼物
- 做按摩

- 泡泡浴，桑拿或汗蒸

- 静坐

列出你修养身心的活动。确保包括一些不需要花钱的活动。

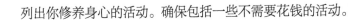

你渴望生活中多些修养身心的活动吗？想一想你特殊的日子，再纵观你整个生活。你生活中有时间修养身心吗？或者你很忙吗？列出一些你想做但现在没有做的修养身心活动。

在这个过程中，对自己有同情心是至关重要的。在第四章中，我们讨论了如何最好地将不挨饿减肥法视为一种螺旋式治疗法，其座右铭是"你需要好奇心而不是判断力！"螺旋运动的图像提醒你不要期望直线上升。有时你会再做出以前的行为，但是你不应将其视为挫折。当你的前进进度循环回某一旧模式时，请你对这种轨迹保持好奇。利用这些循环——它们又回归过去的行为——重新检查你的信念，进行自我对话，再看看自我关怀需要做什么。拥有自我同情是治愈情绪化饮食之路必不可少的部分。当你进行自我关怀，以生活中特有的方式修养身心并以同情心对自己说话时，你会发现饮食可能不再是你滋养自身的主要来源。进食不过是满足你饥饿需求，同时为你提供愉悦感和满足感的一种方式而已。

运用你的想象力

除了上述几类修养身心的方式之外，你还可以通过想象一个完全平静的地方随时进行修养体验。比如在海滩上或在美丽的山间小径上远足。或者坐在沙发上，裹上柔软的毯子，听听音乐。或者，你可以在剧院看戏或看电影。

在你想象时，请问自己以下问题：你感觉如何？你紧张的肌肉有放松吗？你飞速的想法放慢了吗？

_____

_____

_____

请练习想象你身处在此美好而宁静的地方。当你能熟练想出画面，感受到温暖轻松的感觉之后，你便可以随时在需要时使用它们，尤其是在你渴望食物但又不饿的时候。

学会与你的感受相处

当你还想吃，但是已经不饿了的时候是什么感觉？或者在用餐时什么时候刚好能满足自己的饥饿？弄清这些问题对一些人而言是一项艰巨的任务。然而，对于某些人而言，这种情况可能让他们有机会了解自己的内心世界。

计时练习：我现在感觉如何？

不挨饿减肥法的关键之一，就是你愿意花些时间弄清自己想吃东西的情绪诱因，避免你的饮食受到情绪影响，而是将饮食与饥饿和满足感联系起来。不时停下来——做个计时练习——适应你的情绪，这是十分重要的。即使你最终还是选择在不饿的时候进食，或者已经吃饱的时候继续吃，五分钟的暂停时间也能让你把注意力从别的东西上转移回吃饭上。

当你发现自己不饿但仍想吃东西时，请进行以下练习。在你将食物放进嘴中之前（或者再多吃点之前），请设置一个五分钟的计时器。选一种舒适的姿势——坐着或躺着——找一个安静的地方，避免受到干扰。思考现在任何可能会触发你进食欲望的感觉或情绪因素。你现在感觉如何？

_____

_____

此刻我真正需要什么？

计时结束后，请思考一下你是否还想吃东西。如果你的回答是肯定的，请问自己：现在，我需要什么来应对我目前的情绪感受？你的身体不饿，因此你不需要食物。你只需要注意你脑海中涌现了什么答案。不要判断这答案对不对，或者觉得你不可能拥有你需要的东西。答案可能是故事情节：我需要我的伴侣花更多的时间陪伴我，或者我需要多跟最好的朋友说说话，或者我需要自己安静一会儿。

_____

_____

如果你的答案是上述故事情节，请再考虑一下其背后的深层次需求。或许是联系紧密的感觉，或许是修养身心的感觉，或许是要给自己一些空间的感觉，也或许是愉悦和享受的感觉。

下一个要问的问题是：在不考虑吃东西的情况下，我该如何满足这种需要以及这种感觉？

这个问题有很多可能的答案：

• 如果你想要联系紧密的感觉，你可以说出你的需求，让你的伴侣多陪你一会儿，或者安排一些与朋友或家人相处的时间。

• 如果你需要修养身心的感觉，那你可以做一些能修养身心的事情，例如画画，远足，小憩一下，做做瑜伽或写写日记。

• 如果你想寻求愉悦或享受的感觉，那你可以去看电影，看话剧或听音乐会。

• 如果你需要一些独处的时间，你可以晚上待在家里看自己喜欢的电视节目，不出去玩。

哪种答案对你有效果？

定期重复此计时练习，探讨以下两个基本问题：我感觉如何？我真正需要什么？这十分有价值。

锻炼你的情绪肌肉

如果你的进餐欲望仍然很强烈，而且你最终选择了进餐，那你就随意吧，但是一定不要以此评判自己。不要认为在计时练习后仍然选择了进食是一种挫折。你仍在进步。计时练习本身就是向前迈出的一步。你决定在计时练习后的进食是学习过程的一部分。过去，你会在一感到不适时，就直接去吃东西。而通过这种练习，你让自己能够识别自己的感受，并与你的感受相处（即使只有片刻），而不是利用食物立即将其推开。

请记住，重要的是要有好奇心而不是判断。对你的需求和感受感到好奇；不要评判你的行为。你要对此过程有耐心。新的行为从发展到定型都需要时间。如果你最后还是吃得不舒服了，请对自己态度温和点。情绪减弱时，你身体上的不适也会随之而去。请记住，当你再感到饥饿时，你的身体还是需要食物。尊重你的饥饿感和身体，让自己吃些东西，满足自己的饥饿感。

你不断进行这些练习的过程中，你的情绪肌肉也会增强；你可以长时间忍受自己的那种感觉，最终，你在不饿时进食的需求也会逐渐减弱直至消失。

注意：如果你的情绪非常强烈，你感到难以承受，请考虑咨询心理医生，或者如果你已经接受治疗了，请联系你的治疗专家或再安排一次会面。有些心理治疗师或营养治疗师允许你遇到困难时给他们发邮件联系。尽管他们可能并不总能立即回复这样的邮件，但是能分享你的感受，知道你会收到回复，这就已经令你宽心了。

说"够了"的悲伤感

在你不断进行计时练习的过程中，你也会变得更习惯在感觉饿的时候再吃东西——或者吃饱了就停下来。但是如果你选择不吃，这时出现了悲伤感，也请不要感到惊讶。

当你的愉悦体验受限时，常常会感到难过。如果你让自己体会这种悲伤感，一会儿这种感觉就会消失——尤其想想当你再饿时，你就可以想吃什么就吃什么了。如果你花时间感受这种悲伤，承认它的存在，它就无法掌控你。

如果你即使知道自己已经吃饱了，还想继续进食，也可以进行以下练习。你可能不是由于内心深处的情绪而想要多吃的。可能只是因为食物特别美味，或者你只是享受日常工作外的时间。停下来，限制你的食量对你来说可能感觉很难，但是如果你定期进行此项练习，这也是你情绪上的一种进步。

当你注意到自己已经吃饱时，请思考以下问题：

对你的身体和口味而言，这是否是一顿令人满意的饭菜？

_____

_____

我是否希望感到舒适——而不是过饱？

_____

_____

我会对用餐结束，该停下来了感到难过吗？

___

现在做以下事情：

1. 静静坐几分钟，体会你的悲伤感，回味美味佳肴的感觉。

2. 做几次深呼吸。

3. 现在离开桌前。如果你在家，请将盘子放到水槽里。如果你在餐厅，那就要求打包带走（如果食物便于携带而你也喜欢吃剩菜的话）。

4. 如果你在家，请换个房间，做点别的事情。

5. 请注意一下悲伤感多久就会消失。

如果你定期进行此练习，你会发现你能够忍受这种悲伤感，这时你会发现自己对饮食的满足程度不断提高，自尊心也随之增强，同时又能与内心所想要采取的不挨饿减肥法重新建立联系。

"一次一件事"的方法

暴饮暴食最主要的诱因之一是，当生活中的需求成倍增长时，你就会感到不知所措和焦虑。生活中需要工作或上学，需要回复邮件，需要打电话，需要归档文件，需要付账单，需要做家务，还需要实现你个人生活中的各种承诺。当这种情况发生时，最好的应对办法就是只选择当下一项任务，不去考虑其他事情。只归档一份文件，或只阅读一篇文章，或只回一个电话。完成一项任务后，你再选择下一项。

当你感到不知所措时，请进行此练习。你是否感觉不那么焦虑了？这样是否让你为了消除焦虑而进食的欲望不那么强烈了？

如果你定期进行这些练习，你会发现，你做的这些事比让你吃不必要的食物，更能给你带来成就感，更有益于你的身心健康。

转移注意力也非常有用

你可能发现，在谈论不使用食物即可应对你的情绪时看到"转移注意力"这个词很奇怪。你也知道，学会修养身心是有能力和毅力处理自己人生旅途中遇到的各种困难的前提。当你锻炼自己的情绪肌肉时，你也练习了与你的情绪相处。那么，为什么我们要考虑转移注意力呢？答案是我们需要实际一点。有时我们只是需要从痛苦中喘口气。我们需要选择一项不具破坏性的活动，它既能让我们摆脱困难的感觉，也能让我们感到满足、愉悦、欢笑或休息。正如你在进行体育锻炼后要休息几天，恢复一下酸痛的肌肉，有时你可能也需要从情绪中休息片刻，让你的情绪肌肉也恢复一下。

有很多事可以让你转移注意力，包括：

- 出门看电影或在家看电影；

- 放些音乐，跳跳舞；

- 玩填字游戏、拼图游戏或数独游戏；

- 阅读一本引人入胜的书；

- 翻看浏览杂志；以及玩电脑游戏。

允许自己不理会自己的感受，让自己沉浸在别的事情中。当你没有那种感受时，你想要做什么？

在本节中，你探索了改善情绪饮食的三种途径：

- 自我关怀、修养身心和同情心
- 学会与你的感受相处
- 转移注意力很有用

请记得，当你不知道如何应对你生活中的挑战时，食物可以帮助你。在进行本节的练习的过程中，你会发现自己正在发展和加强新的应对机制，这样让你有使食物起到其该起的作用——为了营养和满足感，而不是为了改善你的情绪。请记住，尽管你以前利用食物应对自己的情绪，你也要对自己态度柔和，带有同情心。那是你当时能做到的最棒的了！

预防

到目前为止，你一直在处理情绪化饮食的诱因。现在，我们来探索一下能够降低你在脆弱时期（如可能让你感到压力的社交）情绪化饮食的风险的方法。这样可以避免你措手不及。

准备

假设你即将参加一场压力很大的活动。可能是家庭婚礼，聚会，办公室活动或与朋友度假。你可能会开始预期到那种焦虑，就是你与一些人，尤其是家人在一起时的焦虑。其实，这种焦虑可能是你小时候开始利用食物平定自己情绪的最初诱因。你可以通过多种方式主动为这种有压力的聚会做些准备。

如果你要出差：

• 不与家人住在一起，而是考虑住在酒店，这样会让你拥有自己的界限和空间。

• 如果你住在某人的家中，可以询问能否带些自己喜欢的食物。不用担心别人会觉得你怎么样。许多人对一些食物过敏——你的东道主会理解的。或者你可能想带些不易腐烂的食物，例如坚果或干果，这些东西可以放在房间里，不必询问。

• 带上你的步行鞋，你可以在聚会中喘口气，出去散散步。

• 带上日记本（电子版或纸质版），这样你可以写下自己的感受。

• 在手机或平板电脑上安装一个瑜伽应用程序，以便在外出时可以体验瑜伽的镇静效果。

还有其他一些方法可以帮助你，无论你是出门在外还是在家里参加活动：

• 如果你开始感到难受的情绪，请询问你的密友或你的治疗师或营养师是否可以与他或她联系。你甚至可能不需要与这个人交谈。仅仅知道你可以留个言或发条短信可能就足以让你平静下来了。

- 无论你身在何处，找找那些能让你感到安全感的人，他们可能可以给你安慰。

- 请务必花些时间进行有规律的深呼吸。

- 请练习说出你的感受，这样你的需求也能得到满足。请练习与那些可能对你提出不适要求的人划定界限。

- 请做好退出的准备，以防事情变得压力过大，或者你只是需要一些空间。例如，你可以说你工作上突然出了一些问题，你必须得走了。

请选择一些可能让你情绪化进食的压力环境。在此列出它们：

_____

_____

列出你可能会在以上每种情况下使用的策略：

_____

_____

预演及想象

当你想象未来想要完成的动作或行为时，你会将精力集中在此任务上。这种集中注意力的行为实际上让你建立了更强大的神经网络，改变了大脑的发展。运动员们会定期练习想象投篮或射门，以提高在实际中的表现。同样，这一技巧可用于应对饮食中的挑战。你可以通过想象对未发生的事进行预演。请在进行本练习时，试着想象处于上述压力环境。

想象你正处于令你担心的情况。想象你该用餐了。当你脑海中有了清晰的画面时，请回答以下问题：

1. 你可能会希望有哪些情绪和身体的感觉？哪些挑战可能会诱使你过量进食或限制进食？或许是和家人聊天？或许是由于旅行感到压力大？或许是休息过多，没有活动？

_____

_____

_____

2. 当你想象这件事的用餐部分时，你有何感受？

_____

_____

_____

3. 当你似乎很难处理这些感受时，你可以使用什么方法避免过量进食或限制进食？

_____

_____

_____

4. 你过量进食或限制进食时有何感受?

_____

_____

_____

5. 现在，想象一下听从身体信号的指挥，只在饿的时候进食，这又是怎样的? 如果你没有通过过量进食或限制饮食来改善情绪，你可能会受到情绪困扰吗? 你能做些什么安慰自己?

_____

_____

_____

6. 如果你不使用或限制食物即可应对这种压力情况，你会有哪些积极感受?

_____

_____

_____

你可能为了麻木难以忍受的感觉，已经情绪化饮食多年了。就像你坐久了就无法参加马拉松比赛一样，你想立即忍受这些情况下的艰难感受也是不合理的。请记住，就像你要成为运动员就必须锻炼肌肉一样，要忍受这些感受，你也必须锻炼你的情绪肌肉。

总结

情绪化饮食的倾向可能会给你一种奇怪的天赋。每当你发现自己不饿却想吃东西（或你的身体需要营养却想限制进食）时，请暂停片刻，想想这种冲动其实是你的心声。这让你知道你需要注意这种情绪或需求。思考这种情绪或需求是怎样的，充分运用你的内在智慧——你就会发现处理这种情绪或需求的合适方法。

在不断进行本章的练习的过程中，你会更容易识别和检查有关进食的诱因及情绪。你会收获越来越多的实用技巧。通过定期练习，你会发现自己的生活经验成倍增长，食物也回归了它的本位——作为营养及人生中简单乐趣的来源。

在下一章中，你将学习如何尊重自己的身体。

第八章

尊重你的身体

接受你的基因蓝图。穿八码鞋的人不会想挤进六码的鞋。同样，不要想硬穿小号的衣服，这是徒劳之举，也是不舒服的。最重要的是，尊重你的身体，这样你才能更好地了解自己。若你对自己的体形过于挑剔，抱有不切实际的幻想，那么你很难摆脱节食思维。

字典中对"尊重"一词的解释有荣誉、尊敬、钦佩、崇敬、自尊、礼貌、好意、文明、敬重和尊严之意。可悲的是，我们很少听到有人如此形容自己的身体。随着速效减肥课程、社交媒体以及误导性电视节目的不断激增，并以健康之名诱使人们虐待自己的身体，我们形成了一种摧残自己身体、耻于自身体形的文化，仿佛人体可以随意雕刻成不同形状或大小一样！

慢性节食者不满意于自己当前的身材，这太正常了。但请记住，身体是你一生的归宿，它带你行走各方，拥抱所爱之人，并感受快乐，通常还能生儿育女。

尊重你的身体，就是说要给予其尊严，友善地对待它，满足其基本需求。

- 接受自身的基因蓝图；

- 感谢自己的身体；

- 练习如何尊重自己的身体；

- 不再将自己的身体与他人做比较；

- 改变你谈论身体时使用的语言。

接受自己的基因蓝图

我们每个人生来就有一套基因蓝图，决定着我们潜在的身高、体重、健康状况，以及从脚长到眼睛颜色等各种细节。如果你能适应饥饿信号和饱腹信号，经常运动或参加活动，那么你就能更多地保持身体的潜能。然而我们知道，环境因素会影响我们充分发挥潜能，或者事实上还能破坏这一潜能。幼儿早期受饿可能会永久影响骨骼和牙齿的生长发育，营养不良会损害所有器官，增加感染传染病甚至死亡的风险。

大多数饥饿和营养不良都源于贫穷、战争和虐待，但其影响结果也可能是由于人们企图欺骗自然母亲而造成的。文化的力量也能够严重破坏人们的逻辑。我们知道，在中国历史中，妇女裹小脚的文化理念致使许多女孩从小就裹脚，有时候甚至削脚，使之畸形变小。那个时代，人们认为小脚女人才有地位，才能嫁人。现代社会中，我们的文化是以瘦为美。无论是媒体、时装和美容行业宣扬的形象，还是来自家庭的压力，我们都能看到人们为了改变体形而减肥，为了创造一种不可能拥有或维持的形象而不懈努力着。正是这些文化因素，以及肥胖会带来健康隐患的传言，导致你对自己的身体极不满意。

人们会因为饮食失调，例如得了厌食症，而迅速减重（十分危险）。若不及时治疗，其后果无异于完全受饿对身体的损害。人们可以通过节食暂时减重。但是本书也多次提到，节食根本不起作用。更糟糕的是，节食还会增重，这已在儿童、青少年和成人中得到证明。然而人们仍继续试图欺骗自然母亲，认为自己可以实现并维持理想身材。

尊重自己身体的第一步是承认你的身体注定要维护基因蓝图。少数人刚开始节食不久后就放弃了，他们也许是幸运的，因为他们的身体可以恢复回最初的基因蓝图。但是，大多数节食者一生中会接二连三地节食，这可能会造成新陈代谢减缓，体脂率增高，体重与身体最初的设定大不同。我们总是听到人们说："我一看到十几岁时（二十岁甚至五十多岁时）的照片，我就讨厌自己现在的身材！我会不惜一切代价，恢复当时的身材！"

别疯狂了，不要试图欺骗自然母亲！接受你本该拥有的体型。爱护它、尊重它、照顾它，拥有健康的生活方式，快乐成长！最后你会获得自由，并能让你将注意力放到真正能实现和维护的人生目标上。

不再否定自己的体型

不幸的是，许多可敬、有趣、善良和美丽的人们负面地看待自己的身体，看不到一点积极的地方。

你对自己的身材有哪些负面看法？

想象一下，若你摒弃这些负面看法，不再试图改变身材，生活会是什么样呢？不用担心自己的身材是什么感觉？你的生活可能会发生哪些新变化？

当你努力摒弃自己对身材的负面看法，接受大自然为你设计的基因蓝图时，你会有什么感觉呢？

尊重身体的方法

即使你还没有完全准备好接受你身体的基因，即使你不喜欢你的身体，你仍然可以养成习惯，尊重呵护自己的身体。

感恩

有人研究了对身体感恩对身心健康的影响，研究表明，有意识地关注自然母亲的馈赠对你的情绪和人际都有好处，尤其是积极的情绪。在另一项研究中，研究人员发现，对身体感恩可以使人们摆脱压力和沮丧。

对那些常年不尊重自己身体的人而言，向自己认为不够好的身体表示感谢，这听起来很可笑。但是，如果可以用开放的心态看待对身体感恩，那么大多数人会发现自己应该对身体的一些馈赠感恩：

- 走路的能力（腿断了或膝盖受伤时，这种好处就显而易见了！）
- 进行体育锻炼或休闲活动的能力
- 获得快感的能力。无论是按摩、性爱还是挠痒痒，都能带来快感
- 对一个女人而言，孕育及生产出健康宝宝的能力
- 与婴儿或学步儿童玩耍的能力

你的身体能做什么？拥有这些能力，你是否应该心存感激？

_____

_____

自我关怀

自我关怀的概念贯穿不挨饿减肥法的始终，你可以从尊重自己的身体开始：

- 定期洗澡、洗脸和洗头
- 刷牙、用牙线洁牙
- 参加让你身心愉悦的活动，从而活动身体
- 日常饮食中添加一些营养食品

- 保证充足的睡眠来恢复精力

如果你没有练习上述自我关怀的方法，请选择其中需要改进的一项，并进行一周的练习。当你在某一方面不断改善后，再选择另一个方面，直到你在大多数方面都有所改进或提升。

你多长时间愿意坚持一次？

_____

_____

摆脱体重秤

尊重身体最直接的方法之一就是不要再称体重了。踏上体重秤能够毁掉你的一天——或者暂时让你很开心，但很快又让你沮丧。真正重要的是从食物中获得满足，而这无法用体重秤来测量。你要尊重自己的饥饿感，吃饱了就停下来。体重秤上的数字可能会重新唤起你对纤细身材的迷恋，让你幻想你终究能改变自己的身材，相信瘦下来后你对生活所有的幻想都会神奇地实现。这让你完全忽视了生活中重要的、真实的、有意义的方面。以下练习可以帮助你摆脱称重的支配。

先回忆一下你上次称重的体验。

1.你称重前感觉如何？你是感到焦虑，还是希望？还是内心充满恐惧？

_____

_____

2.你看到体重秤上的数字后，你的心情有何变化？你对自己感觉如何？

_____

_____

3.体重秤上的数字是否影响了你那天的饮食？这个数字是否让你觉得那天应该少吃点？或者让你觉得可以多吃点，因为这个数字比你预期的要小？

_____

_____

如果你本周完成此练习后仍然想称体重，请继续重复上述步骤，加强你对称重的负面影响的认识。在不断练习的过程中，请记得记录下你的想法和感受。如果你确实称体重了，请稍后尝试回答以下问题。

1.写下你在称重前后的感受。

_____

_____

2.记住所有可能出现的负面感受，现在想想你是否还会选择经历一次称重？

_____

_____

3. 你愿意考虑扔掉你的体重秤吗？如果你不愿意，那么你首先应该怎么做才能让自己称体重的次数减少，到最后再也不称了？

_____

_____

_____

_____

许多人在沉思过后，最终完成任务，丢掉了体重秤，同时他们感到既兴奋又恐惧。这种主动反思会肯定你的想法——摆脱称重痴迷，听从身体信号的协调。刚开始时你可能会感到恐惧，但最终会感到如释重负。

另外，你也可以果断拒绝在诊室里称重。不幸的是，很多人不去看医生，甚至生病了也不愿去，就是因为他们担心要称体重。他们害怕医生的诊断结果，当然也怕自己的判断。你有权说出你的感受，拒绝称体重。你的实际体重在极少数情况下才会对健康评估产生影响，如：怀孕时，评估某些药物的效果时，及充血性心力衰竭时。在这些情况下，与你的医生谈谈你的感受，寻求支持，这还是很有用的。在这些情况下，你可以要求不要看秤上的数字。

停止检查体重

如果你已经安心丢掉你的体重秤，那就恭喜你了！这是改变你习惯对自己进行负面评价的第一步。请记住，不管你身材或体重如何，尊重你的身体意味着爱护身体。不幸的是，人们常常会通过其他方式不断检查自己的身体，想看看自己身体是不是"够好"。

例如，有些人会在衣柜里留条裤子来衡量自己的体重是否发生变化。如果裤子穿起来紧了，他们就会很失望，就像看到体重秤上数字增加一样。你可以每天穿不同的衣服来减少这种"测量"，以免让某条裤子形成肌肉记忆。

有些人对着电梯、更衣室和健身房里的镜子检查自己，在任何可以找到镜子的地方都检查自己。这种镜像检查只会延续人们一直持有的判断，因为他们对照的是理想身材。还记得小时候游乐园里的哈哈镜吗？大多数镜子并没有那么扭曲，却的确让你无法看到真实的自己。一味注重外观只会阻碍你去全面深入地了解自己。

扔掉旧衣服

另一个治疗方法是将节食时穿过、已不合身的衣服装箱。如果你还未准备好扔掉这些衣服，或送给他人（特别是这些衣服有特殊意义），那么就可以把这些旧衣服放在衣柜后面或车库里。当你以后感觉准备好时，就可以扔掉这些衣服了。因为你是在减肥时买的衣服，所以它们很可能不适合你现在的身材，现在的身材是通过不挨饿减肥和体育活动来维持的。请记住，这个过程中你的任务就是摆脱节食思维。坚持穿这些衣服会让你一直沉迷于每次新的节食都会带来的幻想中。扔掉这些衣服你就能得到解放。你打开衣柜门时，就不会因为看到不合身衣服而陷入绝望。

穿舒适的衣服

扔掉那些有污渍的旧衣服，穿或者偶尔买些既合身又喜欢的衣服。穿太紧的衣服只会让你不舒服，对你的身体也不好，内衣也一样。穿太紧的衣服会让你感到封闭和束缚，有时甚至无法深呼吸。

整理你的衣柜。有要扔掉的衣服吗？有不喜欢的衣服吗？通过整理衣柜，采取必要行动来恢复穿衣的快乐，也是尊重自己身体的方式之一。

你可能要在衣柜前或衣柜里进行以下活动。

记下衣柜里的衣服以及需要采取的措施。

首先把那些看着不舒服的衣服、只有在因生病或节食而体重过轻时才合适的衣服，以及可能合身但是不喜欢、易脏、易破损的衣物收拾起来。

清理完衣柜后，你感觉如何？

_____

_____

_____

买新衣服

既然你已经扔了不舒服的衣服，那么也是时候买些新衣服了。以下步骤将有助于你顺利购置新衣。

- 选择一个心情愉悦或不带情绪的购物日。
- 首先从货架上拿下一些衣服，例如各种尺码的牛仔裤。

- 在试衣室背对着镜子，不要看镜子。

- 试穿一条你已经选择的牛仔裤。

- 伸一伸，扭一扭，动一动，穿进去。

- 如果这些牛仔裤穿着不舒服，请不要照镜子，直接脱掉，然后尝试其他品牌或尺寸的裤子。

- 当且仅当你找到穿着舒服的裤子，再转身照照镜子，看看它们是否符合你的风格。

- 如果你发现有一条裤子穿起来感觉不错并且对胃口，就直接付款购买吧！

关键是要靠感觉来买衣服。如果这些衣服合适，你就不用再痛苦地四处试穿好看但穿起来不舒服的衣服了。

停止比较

自尊心的显著标志是能保持对自身价值的自主意识。欣赏真正属于你的财富——你与生俱来的能力。练习和完善自己的才能，并承认你为学习和成长所做的一切，这些都体现了自尊心。与他人比较会引起不必要的痛苦，从而产生优越感或嫉妒。与其进行比较，不如开始欣赏与外表无关的独特品质！

你的个人素质

列出你特别欣赏自己的一些方面。想想自己所拥有但与身体或外表无关的特质、特征和价值，可能包括：个人天赋，例如你的智力或唱歌、跳舞的能力；你努力实现的目标，例如你的学术或职业生涯；或其他事物，例如你的友谊和家庭生活：

- 聪明

- 幽默

- 有同情心

- 善于倾听

- 是一个好伴侣、父母或朋友

- 有耐心

- 工作努力

- 擅长艺术或音乐

- 有爱

- 慷慨

- 思虑周全

不要着急，写下尽可能多的品质：

_____

_____

_____

　　许多人不去欣赏真正属于他们自己的财富——那些令他们独一无二的品质和特质——却经常比较自己与他人，以了解他人如何衡量自己。莎拉在测试或学期考试中的成绩是否比我高？在职场上，我会比迈克尔先得到加薪或升职吗？我收到的约会邀请是不是和我最好的朋友一样多？我的研究成果或著作是否与同行们一样多？这种比较会无休无止。

身体比较

将自己与朋友和同龄人的比较扩展到身体上的比较。谁的头发最好，皮肤最光滑，肌肉最多，腿最长或腰部最细？我们通过定期观察朋友、亲戚、演员、模特儿以及你在街上看到的任何一个人，来对自己的身体做出种种判断。与他人比较无疑只会使你丧失自身的独特品质，并且也会让你一直关注外表，从而远离了生活的真实含义。

观察他人的身材，你会对那个人如何获得这样的身材做出假设。一个人看起来很苗条，但你无法知道这个人是否患有导致体重减轻的疾病，或饮食失调，或仅仅是新陈代谢过快。你没有考虑这个人苗条是否是因为这些未知因素，也没有考虑自己的基因蓝图是否支持苗条的身材，就做出了你同样也可以变苗条的结论。总而言之，将自己与他人进行比较一定会使你对自己失望！

以下内容旨在帮助你发现自己总与他人比较的习惯。

1. 你多久会观察别人的外表、衣服、尺码或其他任何外观特征？列出你会观察的人。

---

2. 注意你将自己与他人进行比较时的感受。你是否感到自卑、悲伤或绝望？或者，当你认为自己比其他人更好看时，你可能会觉得自己高人一等，甚至变得傲慢。你的一般感受是什么？

---

3. 想想最近的一次，你发现自己陷入了攀比的陷阱，极端地觉得自己"更差"。快速记住自己的感受，记住那一刻所有的情绪。现在，请回到你的对身体感恩实践和个人财富清单上，思考一下作为一个独立个体，你是谁，以及你有哪些独一无二的才能和品质。将注意力转移回自己的积极品质后，你的情绪和感受发生了怎样的变化？

"而且"练习——不要只关注身体标签

这项练习中，你可以承认感觉身体不舒服，但不要陷于这种感觉或标签中，重要的是提醒自己：你拥有一些你所看重的非外表品质。

• 请用一种中立的、不带评判的方式来描述你的身体感觉。不要使用臃肿或肥胖之类带有感情色彩的词——这些词本身就带有道德判断，而是使用不舒服或具有挑战性等词，这些词承认身体的感觉，而又不趋附于社会期望。例如，我今天身体状况不佳，或者今天身体不舒服。

- 在上述描述的基础上继续添加，然后再添加你自我赞赏的三项品质（如果需要的话，可以参考你上面列出的个人品质）。例如，我的身体一天都充满挑战，我擅长倾听、教东西，而且我工作很努力。

现在轮到你了。写一句话，身体不舒服时可以对自己说。

_____

_____

_____

嫉妒

嫉妒是一种正常的人类情感。当你看到某人拥有你认为自己没有的东西时，就会出现嫉妒的情绪。你相信，如果拥有这样的东西，你的生活会更好，这可能是最难以忍受的情绪之一。通常，人们之所以选择将自己与他人比较，是因为他们想找到批评他人的理由。这样，在贬低别人的同时，在比较中提升了自己，从而获得一种暂时的优越感，暂时避免了嫉妒。矛盾的是，事情很快朝相反的方向发展——他们开始专注于他人拥有、自己也很渴望拥有的东西。这时，嫉妒立刻浮现。当他们认为对方实际上比自己"好"或拥有的东西比自己多时，他们可能会感到更加沮丧。

在这项练习中，你首先需要专注体验你的嫉妒情绪。你经常嫉妒他人的生活或身材吗？经常？有时？很少？

_____

_____

当你感到嫉妒时，你能与这种情绪和谐相处吗？还是你尝试寻找一种方法，让你相信自己比其他人更好？注意这会让你有什么样的感受。

_____

_____

_____

这种比别人更好的感觉多久后会转变为并没有那么好的感觉？你是否渴望提升自己？

_____

_____

_____

无论你的感觉如何，提醒自己嫉妒是一种正常的情绪。当你习惯于接受这种情绪，你排斥这种情绪的欲望——通过贬低别人来抬高自己的欲望就会减少。你不会立刻涌现出优越感，但可以避免事后优越感崩溃的可能。再一次，让自己对自己的个人天赋和价值心怀感激。

接受自己的身材

对自己的身材进行负面评价或者批评自己的身材可能是你做过的最无礼的行为之一。令人痛心的是，有人会鄙视自己的长相、体形、体重、胖瘦或身高。人们永远不会对孩子、朋友或熟人说可厌的话，即使对与你不亲密的人也不这样，但会对自己说刻薄的话。（我们听客户讲过自己被父母、兄妹或伴侣贬低、批评和道德判断的可怕经历。这些经历都是情感虐待的实例，需要由创伤治疗师治疗。）这项练习会帮你意识到、承认并制止自我虐待和批评自己的身材。

1. 认识到你在思维上对身体的批评。自己很可能要审视自己的身材时要时常注意与自己的对话：

- 淋浴

_____

_____

- 穿衣

_____

_____

- 照镜子

_____

_____

2. 承认这些想法当时给你带来了什么样的感受？你是否感到焦虑、羞耻或悲伤？你是否会承认：这些想法没用——只会让你对自己感到失望难过吗?

_____

_____

_____

3. 你发现自己正批评自己的身材时，请叙述你周围的环境并描述你的所见所闻。（你可以将其作为内心的独白或大声说出来——你怎样舒服就怎样做。）例如，假设你正在某个地方走着，突然在镜子或附近建筑物的窗户中看到自己，然后就产生了批评自己身材的想法（例如：我的腿很粗，我真难看）。你发现自己这样做时，请遵循下列步骤操作：用中立的、实事求是的语言，如实描述你的所见所闻，不加任何修改。例如，我看到四辆汽车停在街上，其中一辆车是黄色的。我听见孩子们在哈哈大笑，嗯，我的腿站不住了。

注意什么时候你的头脑中又开始烦人地批评自己的身材。不要进行道德评价；就默默地承认自己的思维已经偏离正轨，然后继续叙述你的所见所闻。我的头脑中又开始烦人地批评自己的身材，我需要重新集中注意力，并继续叙述。我看到一辆银色的汽车。我听到乌鸦在嘎嘎地叫。

在下文中，练习以这种方式叙述周围环境，如果有负面想法出现，请承认它们并继续进行叙述。

_____

_____

_____

这一练习旨在训练你不要将注意力集中在负面想法的能力。时间久了，你无需对周围环境进行叙述，就能很容易地停止你的负面想法。现阶段，当你与头脑中的自我批判做斗争时，叙述就相当于辅助轮，会帮你重新集中注意力。最终，你将不再需要叙述。

这周，当你不需要叙述时，用几分钟练习这种技巧。这将为你打下良好的基础。并且你会注意到，即使没有情绪负载，思想也会摇摆不定。你可以在开车、乘坐公交、等待见面等任何时间进行叙述。你发现自己分心时，承认自己分心了，然后继续进行叙述。这里的关键是练习。你犹豫徘徊多久都没关系——重点是学会注意到你的注意力已经分散并重新调整注意力。

写下本周运动的经历。你每隔多久需要重新集中注意力？你产生过批评自己身材的想法吗？如果有，那么每次产生某种消极想法时，你是什么感受？当你将注意力从内心对自己身材的批评重新转移到叙述环境时，你又是什么感受？

_____

_____

_____

在聚会中或与一群朋友聊天时，话题变成了节食和减肥，你每隔多久会碰到这种情况呢？不分年龄、文化程度或者职业，我们所生活的社会似乎痴迷于讨论这些问题，它们无处不在。与关于天气的礼貌性打趣不同，这些交谈是有害的，因为它们加剧了对于超重和身材不好的耻辱感。在这种情况下想大声说话需要有勇气。这表明你知道一个人的价值在于目标，在于对他人的仁慈宽厚，而不在于身材的高矮胖瘦。根据你的舒适程度，有很多方法可以引导这些对话，包括：根本不参与对话，声明自己的立场，或者更改对话的话题。

- 停止或不谈论身材（包括你自己的身材）。

- 大声说话，并礼貌地让他人注意自己的说法和道德评价。尽管在我们的文化中对于体重的偏见司空见惯，但许多人并没有意识到自己的这种偏见。对很多人来说，羡慕某人身形苗条或者减肥成功并非意味着对每个不符合这些社会标准的人进行批判。

- "只要听到人们因为外表而自我贬低时，我就会很难过。"

- "比体重重要的东西还有很多——我很想听听你对政治、戏剧和书籍的看法。这与你的体型无关。"

- 把话题转移到旅行、你看过的戏剧或者电影，或者把话题转移到任何不会促进这种侮辱性谈话的事物上。

- 对身体进行负面评价——"我不可能在沙滩上穿泳衣。我觉得我真胖！"

- 转移话题——"上周末我去海边，看到了最美的日落。你如果有机会傍晚去那，你就会惊叹这段时间的海边是多么壮丽。"

- 对身体的负面言论——"我简直不敢相信自己已经这么胖了，今晚不用为我准备面包或甜点了。"

- 转移话题——"说起甜点，上周末我在苏西婚礼上吃到了最好吃的蛋糕。我必须问问他们在哪买的面包。"

为完成这项练习，请选择一段你与他人共处的时间。如果有人开始谈论最近的节食，或自嘲身材，或对他人的身材做评判，那么请回顾一些可能的回答，做到心中有数。如果真的发生了此类对话，你会如何应对这种情况呢？你会说什么来转移话题或正面回答呢？谈话过程中及结束后，你感觉如何？

_____

_____

_____

如果他人不回应你所说的话，那么下次碰到相同情况时，你会如何制定策略来表明自己的观点？（包括：接受有些人可能没明白你的观点，和决定自己想如何投入情绪力量。）

_____

_____

_____

采取行动中止关于肥胖和节食的谈话，他人就会意识到此类谈话的危害了。一个人可以改变世界。请为自己的努力自豪吧！

_____

_____

_____

对积极体象的评估

历史上，对体象的研究一直集中在其消极方面，例如对身材感到耻辱和不满。幸运的是，新研究正在探索欣赏身体的益处。蒂尔卡和伍德·帕特里克发表了《检验身体欣赏量表》，定义并证实了欣赏身体的三个关键要素：

- 不论身材如何，不论是否完美，接受你的身体。

- 做一些保健行为来尊重和照顾你的身体。

- 反对媒体维护的不切实际的瘦身标准，以保护你身体。

最新《检验身体欣赏量表》的简化版，该量表可以有效衡量一个人对身体的欣赏程度和对体象的积极态度。在每条陈述旁写下"是"或"否"，以了解你尊重自己身体的程度。

- 我尊重我的身体。

- 我对自己的身体感觉良好。

- 我的身体至少有一些优点。

- 我对自己的身体持积极态度。

- 我会留心自己身体的需求。

- 我爱惜自己的身体。

- 我欣赏自己身体的独特之处。

- 我的所作所为反映出我对身体持积极态度；例如，我走路时抬头挺胸，面带微笑。

- 我觉得很舒服。

- 即使我的长相与美女俊男（如：模特儿、女演员、男演员）的媒体形象不同，我也认为自己很美。

对这些陈述做出评估后，看看你写了多少"是"。若你写的"是"更多，表明你在欣赏身体层面有所进步。

若你只获得1分到2分，请先不要评判自己。你正处于帮助自己积极面对身体的过程中。若你处在6分到7分的中间范围，你已经做了很多努力了。正如在其他方面的进展一样，不要追求完美，只需提高自己对身体的欣赏程度。

为了尊重、接受和爱护自己的身体，你需要做些什么呢？

_____

_____

你准备好不再幻想自己可以拥有某种不现实的体形了吗？若你准备好了，请列举你如何表明自己的承诺是诚恳的。有很多方法：

- 我会平和地和自己谈论自己的身体。
- 我会按时吃饭，并进行体育锻炼。
- 我会扔掉体重秤和那些不合适的旧衣服。

若你还没准备好放弃幻想，那么请思考可能需要做的事情。

_____

_____

请尽可能多地列出自己愿意采取的积极行为（包括关于身体的积极自我谈话）：

_____

_____

_____

在接下来的几个月中，每周对照《检验身体欣赏量表》中的陈述来评估你的状况，会很有帮助。（你可以从本书网站上下载《检验身体欣赏量表》讲义。）请记录你的身体欣赏程度是如何随时间提高的。请注意：是否做本书中的其他练习也会影响你对自己身体的欣赏程度。

总结

我们每个人的体形都各不相同。我们的文化容纳各种脚型，却不会试图改变脚型。同样的态度也应适用于我们的身体。你应接受自己的身形，尊重自己的身体。当你能承认这一事实——通过节食、限制进食、制定锻炼计划都不能永久改变基因所决定的体形（当然，有害的方式可以做到）——这时你才会真正地友善对待身体，尊重身体，甚至爱护你的身体。爱惜它能为你所做的一切。精心呵护它，它已经帮了你很多。欣赏自己的美，爱护你的身体。

下一章将探讨你与运动和体育活动的关系，同时克服你对运动的任何抵触。

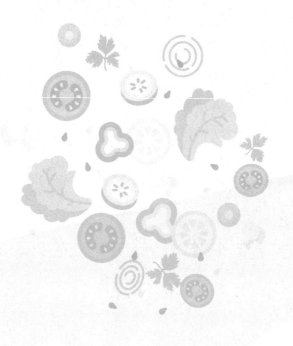

第九章

感受锻炼的乐趣

不要做剧烈运动，只需活跃起来，感受差异。关注运动带来的感受，而非消耗卡路里的效果。若你关注锻炼带来的感觉（例如，活力充沛），那早上起来晨练和按下贪睡闹钟便大不相同。若你醒来时唯一的目标就是减肥，则这一目标并不会鼓励你起床。

从降低血压到预防慢性病，毫无疑问，锻炼身体对健康大有益处。对大多数人来说，关键在于坚持锻炼。长期节食者面临的一大挑战是选择合适的运动。若他们根据卡路里燃烧量来进行选择，则他们参与的活动不一定会带来乐趣。

若你只关注无法实现的美体效果，而不是运动的内在乐趣时，你就会感到很失望。更糟糕的是，运动已经融入节食思维，并且变成了一项苦差事，这会让人精疲力竭。因此，停止节食时，运动也随之停止，这是可以理解的。若你的主要运动和节食有关，或者没有吃够，那么你永远不会知道运动会让人感觉很舒服。

请注意，这里使用的术语锻炼、运动和体力活动可以互相替换。世界卫生组织强调，身体活动不仅仅意味着锻炼或运动（2010年）。实际上，这些都是身体活动的子类，身体活动也包括其他活动，例如玩耍、园艺、做家务、跳舞和娱乐活动。

身体活动和健康有两大关键组成部分：减少每天坐着的时间，增加参与身体活动的时间。越来越多的研究表明，久坐和锻炼太少大不相同（Henson等，2016；Cheval, Sarrazin和Pelletier，2014；Craft等，2012）。研究表明，即使你经常运动，也不能免受久坐的影响。在这一章里，我们将探讨这两个问题。

本章的训练将帮助你

- 寻找你喜欢的身体活动；

- 提高专心锻炼的品质，并注意其与自己身体的联系；

- 思考为什么要运动以及运动可以给个人带来哪些好处；

- 探索如何突破运动障碍；

- 学习如何减少久坐来增加运动量。

从减少久坐开始

现在人们可以坐着工作、坐着购物和坐着社交，而不必离开舒适的椅子。

——Henson等

由于技术和城市化的影响，普通人坐下来的时间比睡觉的时间还多（Craft等，2012）。现在这种久坐的生活方式可以视为一种独特的健康危害，会增加患慢性病的风险，尤其是心脏病和2型糖尿病。人长时间坐着时（1小时或更长），会引起身体瘀滞，致使新陈代谢停止。

这就是为什么仅关注运动是不够的。研究表明，许多经常运动的人仍然久坐。你上班时、在学校里、在家里、旅行时或是休闲时间都可以久坐不动：

- 你可以坐着或躺着看电视或玩电子游戏；

- 开车或乘飞机、火车或公共汽车旅行时你可以坐着；

- 在办公桌前或计算机前坐着或躺着读书、学习、写作或工作。

因此，诸多公共健康项目都致力于寻找既能减少久坐总时间，又能增加久坐期间休息次数的方法，但是达成这两个目标都不用出汗。请注意，你无需从座椅上跳起做一套跳跃运动，而只需站起来并打破久坐不动状态，就像起床打电话和站立时继续交谈一样容易。这些类型的活动被分为非运动生热（NEAT），包括多种低强度运动：日常生活中的一般活动、坐立不定、自发性肌肉收缩以及保持适当的姿势。不要低估这些看似普通的活动在新陈代谢和心血管健康中的重要作用！即便是日常生活中最偶然的任务，例如清理垃圾，也对健康有着显著的益处。

若你身体状况不佳，那么从减少坐姿时间（NEAT）开始努力，这要比开始新的健身项目简单。

回归现实：估算你的久坐时间

我们花大量时间去赶截止日期和办事，很容易看出我们的生活方式并非久坐不动，而是充满活动。但是对于大多数人来说，这种追赶是在车中、在办公桌或在手机中完成的。

　　首先，让我们了解你久坐不动的生活方式的真实情况（请不要作对错判断）。这是为了更好地了解你一般坐多长时间，让你更清楚应该在何处做一些简单的改变。选择两个典型的日子（一个工作日和周六或周日）。在下面的图表上记录你当时坐了多长时间，在右侧列中记下最长的连续坐着时间。如果你连续坐着看3小时的电影，就记为"3小时"；但是，如果你在电影途中去厨房，就记为"一个半小时"。

你的久坐时间

坐着进行的活动	整天活动总小时数		久坐小时数
	工作日	周末	久坐（不中断，不起身）
开车或是坐在汽车、飞机或火车里			
坐在办公桌前			
观看高清电视或电影			
上网冲浪或刷Facebook等社交媒体			
玩电子游戏			
阅读			
在手机上发短信、聊天或刷社交媒体			
只是放松或懒洋洋地坐/躺着			
总小时数			

　　怎样减少坐着的时间并中断久坐，估计平日和周末保持坐姿的时间长度，完成后请回答以下问题。

你在周末和工作日内坐或躺了几个小时?

工作日＿＿＿＿＿＿＿＿

周末＿＿＿＿＿＿＿＿

你连续坐着的时间最长有多长? 你经常这样吗?

_____

_____

以下方式可中断久坐。通读这些方式，请在你愿意在日常生活中使用的方式旁打钩。

通常的方式

☐　通过伸腰、起身、转身或弯腰来打破长时间久坐。

☐　坐45至60分钟后，利用智能手机和电子应用程序提示你起身。

☐　以不同的方法尝试可以活动的坐姿，例如，坐在平衡球或酒吧凳上。

在家

☐　在手机上设置闹铃或预设计时器，每小时提醒一次，提醒你起身并稍事运动：伸展腰身、取邮件、收拾杂物、洗衣服或倒垃圾。

☐　打电话时，要来回走动而不是坐着。

☐　坐着或看书时要站起来休息一会儿。

☐　每小时更改一次你的阅读位置，例如从室内到室外。

在办公室或办公桌旁

☐ 不要趴办公桌上午休。

☐ 在工作中阅读时请保持站立姿势。

☐ 在打电话时来回走动或站立，如果使用耳机更方便活动，那就用耳机。

☐ 开会时，要站着开会而不是坐着。

☐ 对于两三个人的小型会议，建议安排一次步行谈话会议。

☐ 垃圾桶放得离桌子远些，要扔垃圾必须站起来才能够得着。

☐ 在电脑上设置一个闹钟，提醒你常起身走动。

☐ 考虑购买可调节高度的办公桌，站着坐着都能办公。

出行

☐ 坐飞机时，每隔一小时起来伸展一下，或在过道里来回走动。

☐ 如果可行，坐火车或公交时，可提前一站下车。

☐ 使用出租车或汽车服务（例如优步）时，请在到达目的地的前一个街区下车。

选择愉悦的运动方式

越来越多的研究表明，保持持续锻炼最重要的因素，并非关注频率、强度和持续时间三大经典健身标准，而是从身体活动中获得愉悦感。这种观点认为，你应该参加你喜欢或者可以增加精力和改善心情的活动，理论基础是享乐主义的动机理论，其大致意思是人们会重复感觉良好的活动。相反，人们会减少或避免导致疼痛或不适的活动。这是一项很受欢迎的研究，它驳斥了一种流行的观念：人们必须以健康的名义强迫人们进行身体活动。

人们常常受"忍忍就过去""不辛苦无收获"等谚语的欺骗而无视身体的警示信息，这会导致严重的脱节，因为此类谚语强调吃苦并最大限度地减少你从身体接收到的信息。正如节食会让你忽略身体的需求一样，这些旧的运动方式也只会让你忽视身体的智慧。请记住，只有你才能知道自己身体的感觉。

让你的身体成为向导：正念运动

注意运动中和运动后身体的感觉是发现愉悦活动的重要方式。正念运动强调对身体感觉的关注——无需判断、比较或竞争。这是一个促进协调的活动，包括四个部分：

- 可以恢复活力，而不是消耗精力。
- 可以增强身心之间的联系。
- 可以减轻压力，而不是放大压力。
- 可以提供真正的享受和乐趣。

身体活动中对身体感觉的调适越多（不只是思考这些感觉，而是要实际去体验），越能帮助你培养内感受性知觉（身体内部对物理感觉的感知）。在运动过程中，这些感觉包括呼吸的强度和频率、心跳的速度和强度、肌肉紧张、肌肉松弛以及感觉到的总体努力程度。你越多地聆听身体，"听懂"身体的能力就越强，也将增强你在其他方面的内感受性知觉，例如：感知饥饿感和饱腹感。将其视为对你身心联接进行交叉训练的一种形式，所有这些都是相互联系和相互依赖的。

探索追求愉悦的活动方式会如何影响到你

1. 从身体活动中获得愉悦和享受会如何影响你

A. 进行运动的渴望？

_____

_____

B. 对活动类型的选择，特别是当你感觉身体不适的时候？

_____

_____

C. 选择锻炼的环境——与他人一起锻炼还是独自锻炼，在公共场所锻炼还是在私人场所锻炼，在户外锻炼还是在健身房锻炼？

_____

_____

2. 在锻炼期间和锻炼之后，愉快的身体活动会给你带来什么样的感觉？

_____

_____

_____

_____

3. 重视增强精力的活动，减少活动量少的活动会在哪些方面影响你的选择和锻炼频率？

_____

_____

_____

运动的好处和阻碍因素

虽然大多数人都知道运动有益于健康，但由于这个说法过于笼统，你可能感觉不到锻炼到底有什么好处。在本节中，我们从两个部分简要回顾了身体活动的好处：降低患病风险和提高生活质量。

填写下列图表，回顾身体活动对健康的好处。在第一部分"降低健康风险"中，你家族史（父母、祖父母和兄弟姐妹）中出现的任何疾病和状况旁边的复选框内打钩。在第二部分"改善生活质量"中圈出对你个人的好处。

降低健康风险	
☐ 认知减退	☐ 胰岛素抵抗
☐ 结肠癌	☐ 肺癌
☐ 抑郁症	☐ 骨质疏松症和骨折
☐ 子宫内膜癌	☐ 英年早逝
☐ 心脏病	☐ 中风
☐ 高血压	☐ 2型糖尿病

改善生活质量	
☐ 需要花费时间来保证的长期品质	☐ 你每天都能感受到的短期品质
☐ 骨密度	☐ 强度
☐ 脑灰质	☐ 平衡
☐ 认知与记忆	☐ 情绪
☐ 良好的菌群	☐ 耐力
☐ 饱腹感提示	☐ 食欲调节
☐ 瘦弱体重	☐ 压力承受力
☐ 心血管循环	☐ 睡眠质量

探索身体活动的短期益处

在本节中，我们将重点关注运动带来的短期益处，这些益处会让你感觉良好。根据上表中的信息，回答以下问题。说出两个由运动带来的短期益处。

———————————————————————————

———————————————————————————

因真实感受到的益处（如：改善精力，情绪，力量或睡眠质量）来选择一项运动对你日常生活的质量有什么影响？例如，考虑运动之后感觉更有活力会对你接下来的一天(或晚上)有什么影响？

———————————————————————————

———————————————————————————

阻碍你锻炼的因素

尽管众所周知身体活动可以带来诸多益处，但缺乏运动在全球范围内仍是一个日益严重的问题。根据世界卫生组织（2010年）的数据，缺乏运动是第四大死亡原因——每年约有320万人死于运动不足。

即使你个人觉得锻炼的益处很多，并真正渴望运动，也需要克服一些障碍，这些障碍可能取决于随着活动时间增加你的感受如何变化。因为运动而被嘲笑或被欺负可能会让你鄙视运动。或者可能当前面临挑战，如：因学业、日程、育儿、工作或以上各种原因而日程紧张。了解阻碍你锻炼的因素，并制定克服这些因素的策略，让身体活动成为你生活的一部分。

评估阻碍你锻炼的因素

是	问题
嘲笑，惩罚或压力	
	1. 你曾经被罚运动吗（例如：被罚跑圈或因行为不当而被罚做俯卧撑）？
	2. 你因为动作不协调而被嘲笑过吗？
	3. 你是团队最不愿招募的队员吗？
	4. 你是否曾经为了减肥而被迫运动？
节食思维和僵化思维	
	5. 你是否将运动作为吃了某种食物的补偿（比如：甜点）？
	6. 你是否认为，只有锻炼才能拥有合适的体型或体重？
	7. 你是否觉得只有出汗和大量燃烧卡路里，身体活动才有意义？
	8. 减肥是你锻炼的主要目的吗？
	9. 你是否只有在开始新的节食时才会运动？
	10. 你是否因为制定的目标而导致放弃身体活动？
时间，安排和天气因素	
	11. 你是否觉得没有足够的时间去运动？

	12. 你的工作需要经常出差吗？
	13. 你平常是否需要处理很多家庭事务，所以很少有空去锻炼？
	14. 天气不适会导致你无法进行户外运动吗？
信心，环境和设备	
	15. 你没有信心能坚持运动吗？
	16. 你是否受过伤或因其他状况（包括：年龄）而无法继续做你喜欢做的事情？
	17. 你害怕受伤吗？
	18. 你会不会觉得自己太累不想锻炼了？
	19. 你会觉得自己没有适合运动的衣服？

选出最大的阻碍因素，你会怎样克服。

第一个阻碍因素：

解决方法：

第二个阻碍因素：

解决方法：

你怎样才能使身体活动成为生活中不可更改的优先事项？思考一下你在自我关怀和设定界限方面的做法。

克服阻碍因素：营造有利于身体积极性的环境

如果不愿意自己一个人进行新的身体活动或健身活动，你可以找一位合格的私人教练或有专人指导团队运动的健身房。然而，太多的人不喜欢在健身房锻炼，他们感觉不舒服。更糟糕的是，一些身体馆和运动课程都专注于减肥，而不是享受、强健体魄和提高精力。

幸运的是，健身行业越来越多的人开始认识到身体活动的重要性，"积极性健身联盟"（BPFA）的成立便是例子。身体积极性健身联盟要求其联盟成员和公司接受培训，并遵守活动健身的七项基本原则，以使身体活动更随意、更容易、更有趣。此外，该联盟建立了一个有效的身体运动同盟，由专业健身教练在专业领域内进行指导，专注于充分提高锻炼健康和身体积极性。我们认为这七项基本原则很具有革命性，它们建议健身环境或健身教练应符合以下标准：

积极性健身联盟七项基本原则

1. 随意性。我提供的环境各界人士都可进入，运动时不必担心自己在活动时的样子。

2. 容易度。我提供的环境应该消除任何令人畏惧运动的元素。我能区分令人畏惧和有挑战性。

3. 有趣性。我会让人们感觉自己属于一个团体，在团体中成为最好的自己并获得乐趣，从而提高他们的运动积极性。

4. 团体性。我建立了一个不以自我为中心、充满爱心的团体。我告诉团体成员，"健康"不在外表。任何加入团体的人都是大家庭的一员。我们成功时彼此庆祝，失意时互相鼓励，但我们不支持批判。

5. 专业领域。我认为专业健身教练并不一定是营养专家，但心理保健专家或普通的保健顾问可以成为一名健身专家。当客户的需求超出我的专业领域时，我会向他们推荐合适的护理。我能够辨别并重视实证科学。经过研究和验证的方法推动了我的实践。

6. 完整的健康。我坚信精神、身体和情绪上的健康都同等重要。保持三者间的平衡是健康的关键，如果三分之一遭受痛苦，那么另外三分之二也无法感到快乐。

7. 身体积极性。我相信应该赞美和庆祝的是一个人能做什么，而不是他们的外貌。我理解，如果一个人被别人抱怨占用太大空间，他会受到极大的伤害。我认同每个人的外貌和体型是独一无二的，而且从一个人的外貌和体型并不能看出他们的力量、耐力和整体健康状况。我明白，幸福不必苗条，健康也不在于"外表"。

找到喜欢的运动

在本节中，你将研究各项身体活动，去尝试、学习最佳的运动频率和持续时间，并监控身体的感觉，当然获得乐趣很重要！

为了帮助你开始尝试将身体活动成为生活中愉快的一部分，请考虑以下因素。

　　1. 你偏好什么样的运动？

　　□ 单独运动　　　　□ 群体运动

　　□ 室内运动　　　　□ 室外运动

　　2. 你目前处于什么样的健康水平？

_____

_____

　　3. 考虑到你当前的健康水平，最有趣的活动类型是什么？

_____

_____

　　4. 身体活动后你想获得什么样的感受？是平静，还是充满活力？

_____

_____

　　查看此列表，在右列中对每项锻炼的感兴趣程度进行打分（分值范围：0-10，0表示不感兴趣，10表示非常感兴趣）。

身体运动手册

活动	比赛	个人	团体	室内	户外	感兴趣度(0 - 10分)
羽毛球	X		X	X	X	
篮球	X		X	X	X	
骑行		X	X	X	X	
人体冲浪		X	X		X	

活动	比赛	个人	团体	室内	户外	感兴趣度(0－10分)
俯卧式冲浪		X	X		X	
越野滑雪		X	X		X	
跳舞				X		
芭蕾		X	X	X		
舞厅			X	X		
俱乐部			X	X		
嬉哈			X	X		
爵士			X	X		
马球			X	X		
YouTube 视频		X		X		
尊巴（健身操）			X	X		
躲避球游戏	X		X		X	
夺旗橄榄球	X		X		X	
园艺		X			X	
地理藏宝	X				X	
体操				X		
杂技				X		
空中吊环或丝绸				X		
空翻				X		
陀螺		X	X	X		
手球	X		X	X	X	
徒步旅行		X	X		X	
呼啦圈		X		X	X	
溜冰		X	X	X	X	

256

续表

活动	比赛	个人	团体	室内	户外	感兴趣度(0－10分)
跳绳		X	X	X	X	
激光枪战游戏	X		X	X		
皮艇运动		X	X		X	
跆拳道			X	X		
武术		X	X	X		
卡波耶拉 （巴西战舞）		X	X	X		
空手道		X	X	X		
功夫 （中国拳术）		X	X	X		
柔术		X	X	X		
自卫		X	X	X		
太极拳		X	X	X		
彩弹游戏（漆 弹生存游戏）	X		X		X	
普拉提		X	X	X		
乒乓	X		X	X	X	
和你的狗玩耍		X		X	X	
和孩子们玩耍	X		X	X	X	
捉迷藏	X		X	X	X	
跳房子游戏	X		X		X	
抓人游戏	X				X	
攀岩		X	X	X	X	
轮滑		X	X	X	X	
跑步		X	X	X	X	
帆船运动		X	X		X	

活动	比赛	个人	团体	室内	户外	感兴趣度(0－10分)
滑板运动		X	X	X	X	
滑雪运动		X	X		X	
单板滑雪运动		X	X		X	
足球	X		X		X	
站立式划板运动		X	X		X	
冲浪		X	X		X	
游泳		X	X	X	X	
网球	X		X		X	
蹦床		X	X	X	X	
电子游戏	X	X	X	X		
玩跳舞机	X	X	X	X		
任天堂游戏	X	X	X	X		
任天堂网球游戏	X	X	X	X		
玩舞力全开游戏	X	X	X	X		
其他	X					
排球	X		X	X	X	
尾浪滑水		X	X		X	
散步		X	X	X	X	
举重		X	X	X		
杠铃操（在教练指导下伴随音乐举重）			X	X		
循环负重练习		X	X	X		

活动	比赛	个人	团体	室内	户外	感兴趣度(0 – 10分)
自由举重练习		X	X	X		
瑜珈		X	X	X	X	

探索身体活动

1. 列出感兴趣度得分在7分及以上的活动。然后圈出你最想尝试的三项活动。（请注意，若没有感兴趣度得分在7分及以上的活动，列出一些你可能喜欢的活动。）

2. 开始尝试时你需注意什么？考虑因素：你的日程安排，衣着和鞋子是否合体，运动设备，让医生做一次检查。

_____

_____

3. 如何制定可实现的运动目标呢，尤其当你身体不适、尝试新活动时，或该活动需要练习来学习新技能时？

_____

_____

做多少身体活动呢？多久做一次呢？

活动总比不活动好。

——世界卫生组织

在本节中，我们将探讨一周内应做多少身体活动。阅读时，请务必牢记世界卫生组织的建议：无论做什么活动都比不做好。身体活动对健康的益处会不断积累。即使只锻炼短短十分钟，也对心血管健康有好处（世界卫生组织，2010年）。如果你现在还没有达到要求，也不要过度自责。重要的是从实际情况出发，做适合自己的活动。

每周活动多久呢？世界卫生组织和《美国人身体活动指南》均建议18岁至64岁的成年人遵循以下目标。

- 每周做75到150分钟的运动，具体取决于你做中等强度运动还是剧烈运动（详细信息请参阅下一节）。

- 确保每周的运动至少包括两次肌肉锻炼。（如：一些类型的瑜伽和举重。）

对65岁以上的老年人也提出了额外建议：每周至少进行三次提高平衡能力的运动，来预防跌倒。

努力程度或活动强度

通常，强度是指你在活动中付出的努力，因人而异。可使用0级到10级的运动量表来评估努力程度，坐着为0级，努力程度最高是10级。

中等强度运动需要中等程度的努力，对应运动量表5级或6级。这种运动会明显提高你的呼吸频率和心率，例如：一般的园艺活动和散步，每周做150分钟此类活动。

剧烈运动对应运动量表7级或8级，会大大提高呼吸频率和心率，常引起出汗，例如：打网球、慢跑和在山区远足。每周至少做75分钟此类活动。

一般的经验是：2分钟的中等强度活动等于1分钟的剧烈活动（USDHHS，2008），因此30分钟的中等强度活动等于15分钟的剧烈活动。

身体活动规划指南

你发现一周要锻炼75至150分钟的时候，会觉得这令人难以置信。制定日常运动的目标，并在下面的每周计划表注明可行计划：什么时间做多少活动。

监测你的感觉

你应该注意运动中和运动后的感觉。这可以帮助你预防受伤，同时助你专注于运动中的愉悦感和运动带来的好处（例如：改善情绪和机敏性）。你可以使用下面的日志来监测这些因素。在左侧栏中，记录日期、你的活动及其持续时间。在中心栏中，记下你在活动期间和活动之后的感觉。在运动过程中，请注意呼吸强度、肌肉感觉（例如

不挨饿减肥法

放松、紧张或酸痛）以及整体上的疲劳度，然后思考运动是否令人感到愉悦、不愉快或是没什么感受。锻炼后，反思运动对身体的直接影响：是否提高了警觉性，改善了情绪或降低了压力？一些效果可以立即感觉到，有的则稍后才能感觉到；有的可能会持续很长时间，有的继续很短。你可在右侧栏中对活动的其他方面进行备注。

身体运动手册

日期	活动	持续时间（分钟）	你感觉如何？						备注
			活动期间如何？			活动之后如何？			
			感觉愉快	感觉不愉快	没什么感觉	机敏度	情绪	压力	

记：所体验的身体活动

活动日记反思

完成几天的日记后，请再次查阅并回答以下问题。

活动过程中，你感知到的努力程度和呼吸强度如何影响整体运动体验的愉悦感?

精力充沛的感觉与因活动而疲惫不堪的感觉有什么区别?

如果你没有从活动中获得愉悦,你如何提高自己的愉悦感? 考虑你的努力程度、你的期望以及你是否与自己或他人竞争。还应考虑其他因素 : 例如活动前一天晚上睡眠是否充足,你活动的频率以及活动的环境。

运动后,你的总体情绪、警觉性和压力水平又是怎样的变化趋势?

你是否注意到运动带来的任何其他益处? 例如 : 渴望开始新的一天或改善你的睡眠质量?

你刚开始可能无法发现整体健康状况的任何改变。请记住，持续身体活动大约十二周才会对身体产生影响。

锻炼太多

本章大部分内容都在讨论如何解决身体运动不足的问题，但你应该认识到你是否已经走向极端——不健康的强迫性锻炼，这也可能是饮食失调的症状。下表列出了你需要考虑到的一些警告性征兆。勾选符合你自身情况的陈述。

是	警告性征兆
	即使你生病了，仍会继续锻炼。
	如果你一天不运动，就会有内疚感。
	你拒绝与朋友一起进行骑自行车或散步等活动，因为这似乎是在浪费时间（也就是说，你认为这种强度不足以算作运动）。
	如果你认为食量过大或吃了高热量的食物，就会增加运动量。
	如果你休息一天或尝试减少运动，就会感到焦躁或易怒。
	你的运动时间超过了原先的预期。
	你对朋友和家人隐瞒你的运动时间。
	你觉得需要锻炼更长的时间来获得良好的感觉。
	你拒绝外出锻炼或参加其他旨在锻炼身体的社交活动。
	你不运动情绪就会倒退，例如：感到焦虑或沮丧。
	你担心停止运动后无法继续。
	你认为自己必须经历痛苦才能从运动中获得好处（遵循"无痛苦，无收获"的口头禅）。
	你为了减肥而过度运动。

第九章 感受锻炼的乐趣

　　如果你觉得自己的运动量过多，那么你应该遵从自己的身体而不是头脑中的运动规则，即减少锻炼让身体恢复。请记住，你不会因为缺少几次锻炼而变得不健康，但是如果不休息，你可能会生病或受伤。运动过度的恢复过程类似于从饮食思维的恢复。你可能需要咨询饮食失调专家。

总结

　　尽管经常身体活动并避免久坐很重要，但也应该聆听自己身体的感觉，生病、受伤或睡眠不足就应该减少锻炼让身体得到休息。减少锻炼没关系的，可以使你保持健康，并且更有可能持续地进行身体活动，这对于你一生的身体健康状况都至关重要。

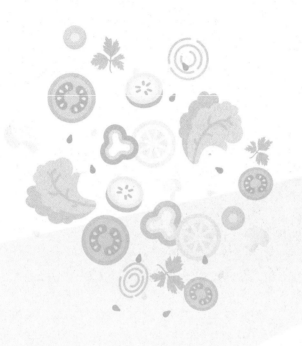

第十章

平衡营养 保持健康

在选择食物时，既要有利于健康，又要满足味蕾，同时让自己感觉良好。请记住，健康的饮食不必完美。你不会因为一次零食、一顿饭或一天的饮食状况而突然导致营养不足或体重增加。真正的原因是长期的饮食习惯。因此你需要一点点改进，而不是追求完美。

能够进入本手册的最后一章是一件了不起的事！你花费了很多时间挑战旧的信念、假设和幻想。你已经观察过自己的行为、思想和感受。你已经能处理好饮食，承诺不再有节食，学会在想吃却不饿的情况下弄清自己真正想吃和真正需要的食物。你已经练习过尊重饥饿感和感受饱腹感。你可以在美食还没吃够却只得停止的时候忍受难过，并增强了情绪肌肉，以与自己的情绪和谐相处。你在成长过程中，学会了尊重和欣赏自己的身体，以及身体为你提供的一切。你已经找到了一种欢乐而健康的方式将运动带回到生活中。我们希望你为自己所做的所有事情感到自豪！

现在，你还有最后一项任务：确定你是否准备好面对不断变化的营养系统以及如何使其在生活中发挥作用：摄入适量营养来确保你的健康。一开始就专注于营养，你可能就不能挑战将食物分为"好"与"坏"的观念。你应该学会在情感上同等看待各种食物，以便真正分辨出哪些食物可带来最大的满足感且感觉舒适。希望你现在已准备好在选择吃何种食物时能考虑这点，以保护身体健康。

在日常饮食中加入营养丰富的食物，刚开始拒绝节食思维并与食物和谐相处时，人们常说，节食期间自己甚至不想看到禁忌食物，沙拉、苹果、奶酪、西蓝花和无皮烤鸡胸肉对他们来说似乎是唯一有吸引力且能让自己满足的食物。但是，随着你开始与食物和谐相处，并明确地认识到你不会再一次节食，这时会出现一种奇怪的现象：人们不再想吃棉花糖、薯片或糖果棒，而真正想吃几个月前厌恶的沙拉或苹果！

为什么会这样？这是不挨饿减肥法的悖论。由于饮食完全不再受限，习惯了与各种食物和谐相处，以及特定感觉饱腹感，人们吃被禁止或限制的食物就不会感到兴奋了。你以前还没有习惯吃那些让你感

在本章中，你将进行以下练习活动

- 解释和评估你的食物选择是否符合你的身体素质；

- 帮助你评估营养食品和休闲食品的搭配是否均衡；

- 帮助你考虑营养可能对你的健康和食物选择产生的影响；

- 考虑什么是真正的健康以及你是否已经取得真正的健康；

- 探索你的饮食智慧；

- 培养吃足量食物以获取能量和健康的能力以及研究食物营养与饮食满意度之间的关系。

到内疚和愚蠢的食物，你的味蕾也从未注意到，这种食物并不像刚开始那样好吃。但是，一旦你获得完全放开饮食限制，这些禁忌食品就没什么大不了的了，它们也不再是大家争相抢夺的金戒指。因此，之前想吃而控制着未吃的食物又可以吃了。

食物与身体素质相符

深入了解了不挨饿减肥法原理后，才能学习这项方法。食物与身体素质的相符性反映了适量营养的重要性，但有一个重要的区别：这种相符性也是一种内感受性知觉。内感受性知觉是不挨饿减肥法的重要组成部分，已添加到了更新的不挨饿减肥法量表中，内感受性知觉指的是食物给你带来的感觉，即吃了某一食物或一顿饭后的感觉，它会对你的食物选择造成影响，让你不仅选择味蕾所爱好的口味。

因此，选择食物时，我们并不只是考虑舌头的体验。内感受性知觉是通过摄入营养提高自我关怀的基础。适量的营养是基于身体机能以及愉悦感来选择食物，让食用者感觉良好并增加精力和体能，但同时也关注味蕾体验。满足感永远是不挨饿减肥法的引擎。只有食物能够刺激味蕾并带来欢乐时，饮食中的满足感和愉悦感才能体验到。只是这不再是唯一的考虑因素。在选择食物时，身体的感觉和状态也同样重要。事实上，当你感觉良好时，饮食会给你带来更多的满足感。食物的味道并不重要，如果你在吃完之后感觉很糟糕，你的整个体验就会受到影响，满意度也会降低。

食物与身体素质的相符性体现在许多评论中：

• 我想要更多的精力和耐力。

• 我想怀孕，并要保证我能给宝宝喂养正常成长和健康所需的一切营养。

• 我有时太饿了。如果我稍微改变一下食物选择，我可能会持续更长的时间。

• 我认为我吃的营养食品不够。

• 我已经好久没有吃沙拉了，现在我真的很想吃沙拉。

• 我真的很想好起来。

当你准备好分析自己的食物与身体素质是否相符时，你可以问自己以下几个问题：当你有点饿正考虑吃什么时，请进行这项练习。在吸引你的各种食品中进行挑选时，请解决以下问题。

过去吃这种食物的时候我感觉如何？

_____

_____

我喜欢这种感觉吗？

_____

_____

吃完后感觉如何？

_____

_____

我愿意再次体验那种感觉吗?

_____

_____

这些食物或餐食是否能给我带来持久、可持续的能量?

_____

_____

你的身体信号

吃完自己选择的食物后,注意自己身体的反应。你的身体会告诉你什么适合你、什么不适合。某些食物看起来不错,但会让你发困或伤胃或导致血糖迅速下降。挑选食物应该权衡以上所有内容,而不仅仅是为了满足味蕾的需求。

吃完后,请考虑以下问题:

吃了这种食物或餐食后我的身体感觉如何?我喜欢这种感觉吗?

_____

_____

我的餐食是否会带来不良影响,例如:胀气或腹胀,胃痛,头痛或疲倦?我是否还想再次体验这种糟糕的感觉?

_____

_____

用餐后我是否感到精力充沛?

_____

用餐后我是否获得足够多的满足感？我吃完餐食或零食很久之后才会饿？还是很快就饿了？

___

总体而言，我的饮食习惯对自身来说好不好，我还需要做一些调整吗？

___

请记住，不挨饿减肥法是本能、情感和思想的动态互动作用。如有必要，你可以时常通过理性思考来帮你克服饮食中的小故障，例如由于疾病或情绪引起的饥饿信号变化或食物选择变化。但同时也要记住，调整的过程应该保持"大体上"思维。饥饿信号、饮食欲望和其他身体信号的改变可能时有发生，你可以根据这些改变进行调整，而不是压制这些改变。要做一个不挨饿减肥者，就应该做到这一点。

休闲食品与营养食物

人们常使用"垃圾食品"一词指营养含量较低的食品。但是，提到垃圾，你会想到什么？也许你会想到那些需要扔进垃圾桶或毫无价值的东西。作为一个不挨饿减肥者，你可以考虑用一个新词"休闲食品"来代替"垃圾食品"。看到单词"休闲"时你想到什么？看到这个词你有什么样的感受?

_____

_____

　　为什么孩子们周末不用上课? 为什么你周日度假会去海滩玩? 如果只是一味地学习或工作,我们肯定会筋疲力尽。我们需要短暂的休息时间,需要休闲娱乐来平衡生活。如果你吃的都是超级健康的食物,那么你有可能患病。有一种已经确定的病叫健康食品强迫症,患者痴迷地追求健康食物——这种行为有点极端,对吧? 这就是为什么我们建议用术语“休闲食品”代替“垃圾食品”。休闲食品是你喜欢吃但主要营养价值只是供应能量(即卡路里)的食物,经常缺乏多种维生素、矿物质、蛋白质或纤维。

　　尽情享受吧——想吃饼干或薯条就吃吧。请放心,如果你已经完全学会与食物和谐相处,你就不会只想吃休闲食品了,你也会选择大量的营养食品。

准备好考虑所选食物的营养了吗?

　　本节将带你评估,你是否已经准备好在选择食物的时候考虑食物与身体素质的相符性。这有助于了解你选择的食物是不是真的来自健康的产地、是否值得信任,或了解你是否仍需在与食物和谐相处方面加大努力。

　　什么促使你选择食物?

　　弄明白选择食物的动机的第一步是看清自己的意图。当你选择营养价值高的食物时，是你真的希望身体摄取更多营养吗？还是在遵循以往的饮食规则？当你确实饿了正要挑选食物，请回答以下问题。要确保回答你的真实想法，不要去思考"正确"答案，而是根据你的直觉回答。

1. 当你饿了正选择吃什么的时候，你只关注食物的营养价值吗？

_____

_____

_____

如果你的回答是肯定的，请反思你是否天生喜欢吃营养食品，还是因为多年来你一直被告知应该选择健康饮食。这当然不是非黑即白的，你可能真的很喜欢沙拉、蔬菜、水果、鱼和豆类，你确实也知道它们都是营养食物。不过再深入想想，能不能找到最本质的原因。此时，请描述你与营养食品的关系。

_____

_____

_____

如果你的答案是：你只在乎食品的味道如何，而不考虑营养问题，那么你该反思一下是否考虑过进食后身体的感觉，以及食物开始消化后对身体造成的影响。

_____

_____

_____

如果你的回答是：大多数时候根据食物的营养价值来进行选择，只是偶尔仅仅为了好吃，你应该反思这个理论会给你带来什么样的情绪反应，这个理论适合你吗？

_____

_____

2. 审视自己与休闲食品在情绪方面的联系。你选择吃休闲食品的时候是什么感受？

_____

_____

你每隔多久会想吃休闲食品？每天？一天好几次？每周？很少？

_____

_____

你可以吃多少休闲食品，身体仍然感觉良好？很少吗？适量？还是很多？（答案很主观，切记要给出第一反应的答案。）

_____

_____

你每隔多久就会一次性或一天内吃掉超出身体承受能力（既吃到感到反胃、不适、太撑或疲倦等）的休闲食品？每天？一天好几次？

每周？还是很少？

———————————————————————

———————————————————————

回顾一下你对先前问题的回答，确定你对食物营养问题的总体看法。你同意以下哪项说法（选择符合你的说法）？

1.你吃营养食品仅仅是因为你认为你应该吃营养食品。

是 _____ 否 _____

2.你之所以喜欢吃营养食品事实上是因为你喜欢它们的味道。

是 _____ 否 _____

3.你同时也欣赏营养食品在健康上的价值。

是 _____ 否 _____

4.只要不造成身体不适，你想吃休闲食品的时候就会吃休闲食品。

是 _____ 否 _____

5.尽管休闲食品营养价值较低且会引起身体的不良反应，你仍然更喜欢吃休闲食品而非营养食品。

是 _____ 否 _____

如果你对问题2到问题4都是肯定回答，你选择食物时肯定同时考虑营养和美味两大因素。你很重视自己的感受，也想拥有愉快的进食体验。你不加选择就吃下营养价值较低的食品，吃下这些食物后你也能发觉身体的反应。

不挨饿饮食法：
内部自我调节与外部健康的动态整合

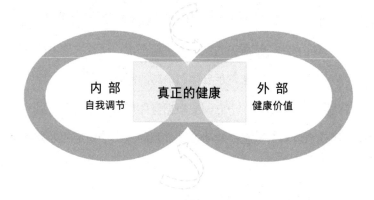

图10.1　真正的健康

　　健康的饮食不仅仅是追求健康的饮食平衡，同时也要和食物保持健康的关系。你对食物的选择并不会引起道德上的优越感或自卑感。事实上，你的饮食与你个人的本质之间没有任何联系。你只是用中立的方法接收来自所有各种来源的信息，然后将它们融会贯通，以在生活中保持健康的平衡。这个过程会带给你真正的健康。

　　要实现真正的健康，你需要整合来自身心内部世界的信息与来自外部可靠来源的营养和运动相关健康准则。可靠来源包括：美国农业部，美国国立卫生研究院，食品药品监督管理局，美国卫生与公共服务部，等等。在你的内部世界中，直觉、情绪和思想在不停地相互作用。直觉由大脑中最原始、管理生命活动的部分所控制，让你本能地因饿而食，并本能地因饱腹而停止进食。不幸的是，直觉不是始终有用的。有时，疾病会切断你的饥饿信号。有时，你的情绪会干扰你饥饿和饱腹的感觉。对有些人来说，焦虑或沮丧的情绪会阻断他们的饥饿信号。而对有些人来说，这些情绪和思想会促使他们通过暴饮暴食安抚或麻痹自己的情绪。幸运的是，控制最高级大脑功能的新皮质能够用理性思维应对任何潜在的身体或情绪干扰。通过这种不停的相互作用，你的内部世界帮助满足身体和情感的需求。

要达成真正的健康，一方面要根据身体信号做出调整，另一方面要敏锐地遵循营养专家在科学研究和共识的基础上制定的外部健康准则。外部健康准则还可能包括关注生态和环境等哲学偏好。你可能关注可持续农业，即使用可以保护环境、人类社区和动物健康的种植技术来生产食物、纤维和动植物产品。你还可能会关注有机食品——使用可保护水土、减少污染、减少人工杀虫剂使用的种植技术生产的食品。你还可能追求素食主义甚至绝对素食主义，或出于对潜在的健康的考虑，抑或出于个人原因。

如果你认同以上任意一个哲学问题和健康准则问题，你最重要的就是要完全准备好将注意力放在身体外的世界，同时也要顺应你身体内部的信号。如果你对以上任意一个新观点形成了僵化的思维定式，那么你要警惕了，你有必要重新评估自己与食物的关系。当你碰到这种情况，你最合适的办法是进行重复整本手册的练习。回答以下问题，评估你是否向真正的健康迈进。

1. 你如何评估从社交媒体、杂志、亲朋好友或其他渠道获取的营养信息的来源和科学价值？换言之，你会寻找科学依据，还是轻易相信亲友间流传的观念，抑或只凭直觉对听说的信息做出反应？

2. 如果你接收的信息似乎是有科学依据的,并运用于日常饮食中,你会评估自己在身体上和情绪上的感受吗? 你是否会感觉被这些信息限制或控制? 当有人告知你需要做出某些牺牲来改变饮食习惯,并且你愿意这么做的时候,你是否会抱有感激? 你会对饮食习惯不同的人抱有优越感吗?

3. 如果你在饮食中采纳了这些信息,但因此变得很焦虑,你是否会重新评估这些改变对你的利弊?

经常 _____有时 _____从不 _____

4. 当你听说最新的营养潮流时,例如 : 无麸质饮食,转基因食品,糖添加食品,你会考虑它们是否会对你与食物和身心的关系造成负面影响吗?

经常 _____有时 _____从不 _____

5. 若你拒绝跟风,你在听别人高谈阔论这些营养价值时会不会感觉被孤立?

经常 _____有时 _____从不 _____

6. 若你感到压力很大,内心脆弱,是否会转而关注最新的营养热潮,获得一种虚假的力量感和对生活的控制感?

经常 _____有时 _____从不 _____

7.你能否灵活地选择食物，尊重自己的哲学偏好（例如：考虑环保问题）？

经常 ＿＿＿＿有时 ＿＿＿＿从不 ＿＿＿＿

如果你已经做到以下几点，你很可能已经获得了真正的健康：

你评估了外部营养准则的科学性；

你将它们运用在生活中而不会产生焦虑感、虚假的控制感，或是对他人的优越感；

尊重身体健康，时刻体会你的饥饿、饱腹和满足感。

饮食智慧

如果你准备好要在饮食生活中添加更多营养，那么是时候学习和实践不挨饿减肥法教给你的智慧饮食方法了。如果这些信息会引起剥夺感、恐惧或焦虑，那说明你还没准备好阅读本节内容。当你觉得能够适应不挨饿减肥法的时候随时可以回来重读。

打好基础：多样、适度和均衡

先思考几个问题，讨论一些健康饮食方面很基础但是很重要的概念。（如果你开始转眼珠，说明你可能还没准备好回答这些问题。）

听到"多样"一词时，你会想到什么呢？这个词听起来像是难以实现的医疗保健口号吗？还是说你很认同"食物种类应该丰富"的观点?

_____

_____

_____

　　现在考虑"适度"一词。这是一个无聊的概念吗? 还是对你当前饮食方式的描述呢?

_____

_____

　　那"均衡"一词呢? 听到这个词时,你是否认为每顿饭都需完全均衡? 还是从更广泛的角度来考虑均衡呢?

_____

_____

　　我们从"多样"一词开始。一般来说,我们都倾向于品尝多样的食物,以便从用餐中获得最大限度的享受(仔细想想,多亏感官特定满足感,几分钟后,我们对特定食物的喜爱度就降低了)。同样,你每天摄入食物的种类越多,就越易于从食物中获得蛋白质、脂肪、碳水化合物、纤维、维生素、矿物质、植物化学物质等大量营养物质。如果你每天都吃相同的食物,就会限制你对这些营养物质的摄入。节食限制了食物种类,有时甚至排斥完整的食物组合。曾经低碳高蛋白饮食很流行,后来流行高碳低蛋白饮食,再后来流行脂肪极低饮食,流行的饮食一直都在改变。

如果你习惯于只吃某些特定的流行食物，或者日常饮食十分规律，那么如何能丰富食物种类呢？

_____

_____

在适度这一问题上，你可能已经发现，不挨饿减肥者经常有节制地进食，因为你尊重饥饿感和饱腹感，且一直与所有食物和谐相处。你已经完成了第七章中关于情绪性饮食的练习，不再过量进食。但是，有些读者可能会觉得自己尚未养成适度进食的习惯。有时候做到这一点可能相对容易，但在其他时候可能会出现问题。

若你现在并未养成适度饮食的习惯，那么你应该怎样多加练习？

_____

_____

最后，我们看"均衡"一词。有些人可能会将这一概念理解为均衡地进食，认为每餐都必须完全做到营养均衡。这是不现实的，甚至是没有必要的。一些研究发现，让幼儿不受任何限制地吃各种食物，他们可以在一周内获得营养保健所需的一切。他们最终获得了足够的蛋白质、碳水化合物、脂肪、维生素、矿物质和纤维，其分布和比例足以维持健康（伯奇等，1991）。受媒体、朋友、当然还有节食思维的强大影响，成年人通常会失去其身体本能的智慧，但这种智慧可以重新恢复。

考虑特定的一周。在那一周中，你觉得自己已经获得所需的均衡营养了吗？

你是否需要注意一些方面来实现一周内的营养均衡？

_____

_____

_____

营养建议

在美国卫生与公共服务部和美国农业部的共同努力下，美国饮食指南每五年更新和发布一次（美国卫生与公共服务部和美国农业部，2015年）。这些指南反映了当前营养科学机构的发现，且奠定了全美国营养政策和项目的基础。考虑这些准则时，请务必记住，科学是不断发展的，随着新的研究成果的出现，准则注定会发生变化。这就是有些建议似乎与以前的准则相抵触的原因，这可能会让公众及营养学家感到困惑。这也是我们追求营养多样、适度且均衡的另一个原因，因为这样可以帮助你适应一直在变但相互抵触的饮食准则。

本节将重点介绍《2015-2020年饮食指南》的五项主要内容。但是，在阅读这五项主要内容时，请务必记住，你的智慧和直觉同样至关重要。这些指南的摘要也强烈要求读者记住："这些准则表明：一种健康的饮食模式并非严格的规定，而是一个可变的框架，个人可在框架内根据个人、文化和传统偏好享受食物"（美国卫生与公共服务部和美国农业部，2015年，xi）。与以前的指南相比，这是一个极好的转变。

查看这些准则之前，我们需要了解一些营养知识，这是营养准则的基础。我们的能量摄入来自碳水化合物、蛋白质和脂肪。我们从水果、蔬菜、全谷类、豆类和坚果中获取许多维生素、矿物质和纤维。

- 碳水化合物是我们的主要能量来源，尤其是大脑，因为碳水化合物是大脑唯一的能量来源。碳水化合物非常重要，如果你摄入的碳水化合物不足，你的身体就会将体内的蛋白质分解为氨基酸并将其转化为葡萄糖，导致肌肉组织被分解破坏（此过程被称为"糖原异生"，意思是"创造新糖"）。

- 蛋白质是肌肉、器官、头发、指甲、酶、激素等的组成部分。请记住，如果你摄入的碳水化合物不足，那么你的身体便会利用来自食物和体内的蛋白质。用这种方式获取能量会对人体造成伤害，代价高昂，不以金钱计算！

- 脂肪对许多功能来说都必不可少：吸收脂溶性维生素，创造保护神经的髓鞘，构成大脑中神经递质受体部位，让我们从食物中获得饱腹感和满足感，将我们与外界隔离来感到温暖，保护我们的内部器官等。

- 维生素和矿物质有助于将食物转化为能量，修复损伤细胞，增强骨骼，治愈伤口，提高免疫力，并参与产生血细胞和激素，及与情绪和认知有关的神经递质。

- 纤维有助于消化，是胃肠道健康运转所必需的。

2015-2020年的五个总体准则

接下来我们逐条分析这些营养建议。

1. "一辈子都要选择健康的饮食模式"。饮食模式由一个人长时间内吃的各种食物和饮料组成。这符合我们对营养多样化的建议。健康的饮食模式包括6个方面：

- 摄入各种蔬菜，包括各种颜色的蔬菜、豆类（黄豆和豌豆）、淀粉类蔬菜和绿叶蔬菜等；

- 水果，尤其是整个的水果而不是果汁；

- 摄入谷物，其中至少一半是全谷物；

- 摄入牛奶、酸奶、奶酪和高浓度大豆饮料等乳制品；

- 摄入各种富含蛋白质的食品，包括海鲜、瘦肉和家禽、鸡蛋、豆类（黄豆和豌豆）、大豆制品以及坚果和种子等；

- 摄入食用油，包括植物油和天然存在于坚果、种子、海鲜、橄榄和鳄梨中的各种油。

2. "关注食物多样性、营养密度和数量"。每种食物都有其独特的营养成分构成。选择的食物种类越多，你越可能获得所有基本营养。营养密度指你可以选择每盎司营养和能量含量更高的食物，从而以较少进食获得更多营养。营养密度高的食物包括坚果和种子、豆类、鳄梨、鲑鱼、羽衣甘蓝、蓝莓和蛋黄等。

3. "限制……添加糖……并减少钠的摄入"。添加糖是指在食品加工或烹饪过程中添加到食物中的糖和玉米糖浆以及其他大多数像蜂蜜一样的甜味剂（例如：在咖啡或茶中加入一勺糖）。添加糖不包括牛奶、水果和一些蔬菜中的天然糖。（请注意，这并不意味着我们鼓励使用人造甜味剂。众所周知，人造甜味剂会让你无法获得身体的饱腹感和回馈信号。）罐头汤、薄脆饼干和夹肉三明治等许多高度加工的食物中钠含量尤其高。

4."选择更健康的食物和饮料"。该条建议让人们选择营养价值更高的食物和饮料。例如，选择牛奶或新鲜果汁来代替苏打水，选择新鲜水果和蔬菜来代替罐装蔬菜或糖浆中的水果，选择完整的食物来代替高度加工食物。

5."所有人都需要支持健康饮食模式"。该建议是为了以简单、方便、符合文化习惯且经济实惠的方式，将健康的生活方式从家庭扩展到学校、工作场所和社区。

不要吃太多，也不要吃太少

有关不要吃太多的问题

请务必记住，本书未介绍食量问题。如果你控制饮食、饮食不专注、盲目饮食，你得注意食量问题。但对于不挨饿减肥者来说，这并不是问题，因为他们会获得饱腹感和满足感。《2015-2020年饮食指南》强调："重要的是，不仅要关注单独的营养或食物，还要关注人们的饮食种类——整体的健康饮食模式。"而《指南》确实规定了卡路里目标，这会增强节食心态，因此是有问题的。

吃太少的问题

正如之前所讨论的，要获得对整体健康至关重要的营养，就必须吃足够多种类的食物。许多人达不到这个目标。例如，因并未食用足够的新鲜水果和蔬菜而缺乏必需的维生素。以下是需要考虑的一些建议——"大体上"，这仅是一段时间内的适中目标，不是严格的建议！如果看这些建议会让你感到不舒服，请跳过本节。

摄取足量的以下食物：

• 水果和蔬菜：包括大量的深绿色叶类蔬菜以及红色和橙色等颜色鲜艳的水果和蔬菜。

• 鱼：一周两次。

• 碳水化合物：大多数成年人和青少年每天至少摄取130克，孕妇怀孕期需增加到175克，哺乳期需增加到210克。这里之所以强调这些，是因为碳水化合物已经广受诟病和恐惧。请记住，碳水化合物是大脑的唯一能源。

• 高蛋白食物：包括豆类、鱼类、家禽、肉、蛋、乳制品和坚果。许多人获得的蛋白质远远超出所需，但有些人的蛋白质摄入不足。

• 优质脂肪：来自海鲜、鱼油、藻类和海藻的omega-3脂肪，以及来自橄榄油、鳄梨、坚果、种子、亚麻籽油和低芥酸菜籽油的脂肪。

• 完整食物：未经加工并保留其纤维、维生素和矿物质的食物。

如果你想获取关于自身营养需求的更多个性化信息，请咨询受过不挨饿减肥法培训的注册营养师。

花点时间来回顾你一周所吃的食物，看看你是不是没有均衡饮食。有没有被你忽略的菜品？如果是这样，你将如何找到提高营养的方法？

- 你需要再多去逛逛超市吗？
- 需不需要增加你食物的种类？
- 需不需要多在家做饭？

最重要的是要记住，不挨饿减肥法是本能、情感和思想之间不停的相互作用。必要时也要运用理性思考来帮助你克服饮食中发现的任何问题——即由于疾病、压力或情绪导致的饥饿信号或食物选择的变化。另外，如果你有健康状况，务必要咨询经过不挨饿减肥法培训的注册营养师或营养学家，是否需要医学营养治疗。根据真实的医学需求和不挨饿减肥法来确定饮食方式并不是相互排斥的。

在面对日常饮食的决定时，请永远记住你本来就有通过进食满足身体所需的本能。不挨饿减肥法是指引导你回到最初的本能，从而摆脱限制进食思维和情绪化饮食。请务必接受营养指南，但不要将其当作一套新的规则和限制。你可以利用指南中包含的信息，但同时也要记住你的身体会告诉你真正需要什么，从而确保营养多样化、适度和均衡的饮食。

营养与满意度

在第六章中，你做了许多旨在帮助你找到最想吃什么的练习。现在，我们新增一个因素——营养——帮助你更好地获得饮食满足感。请注意，有关营养的讨论让一些人又产生选择和限制食物的旧想法，这是尚未根除的节食思维在作祟。花一点时间审视自己是否出现这些旧想法，并立即克服那些想法：

请记住，满足感是不挨饿减肥法的动力。如果你能一直牢记你的目标——获取满足感，你不仅会找到学习不挨饿减肥法的动力，还会找到每周都选择足量营养食品的办法，以维护你的健康。如果添加一些营养含量高的食物会让你对自己的饮食更满意，那就把这些食物添加进去。保持营养食物和适量休闲食物的平衡可能是终生获得饮食满足感的最佳途径。

确保你能听见身体向你传达的食物选择信息，并且在选择食用营养价值较低的食物时，不要进行道德评价。

总结

你不需要做出完美的选择。

有时，你无法选择自己真正想吃的东西。也许你选择在某朋友或亲戚家里吃饭是为了享受社交的乐趣，但你的朋友或亲戚厨艺不佳。或者，你可能会到某个国家旅行，但当地的饮食你不喜欢，或当地没有你喜欢的新鲜营养食物。或者，你可能会意外地发现自己喜欢吃的食物没有了，只能凑合着吃现有的食物。你应该记住，你一天要吃好几餐饭——实际上，每三到四小时就会吃一餐饭。你有很多机会获得饮食满足感，并找到符合你营养偏好的食物。一餐饭甚至数周内所有的餐食不会影响你的整体营养。不挨饿减肥法并非完美无缺，它只能为你提供一些参考，帮助你与食物和谐相处。

所以，不要太较真儿。请记住，"大体上"概念是核心。"大体上"实现饮食营养的多样化、适量和平衡。"大体上"同时吃营养食品和一些休闲食品。"大体上"从饮食中获得满足感。只有相信身体的智慧并拒绝追求完美，你才能以平常心对待食物、信任食物，从而终生获得饮食的自由和快乐！

你现在已经完成了与不挨饿减肥法相关的许多练习。因此，我们希望你能更深入地了解不挨饿减肥法的含义，并能认真聆听身体和内在智慧为你提供的所有信息，你就会知道应该什么时候吃饭，每顿饭吃多少。你可能需要重复不挨饿减肥法手册中的部分练习，以提高你的不挨饿减肥技能。练习得越多，你就会发现自己越来越接近一个不用节食的世界，可以愉快地饮食，自尊也不会被践踏！

情绪管理

管理情绪，而不是被情绪管理

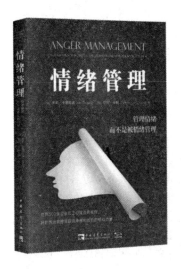

ISBN：9787515360508

著者：（美）朱莉·卡塔拉诺

亚伦·卡明

出版社：中国青年出版社

定价：49.90元

★ 作者是研究心理健康方面权威的专家，经验丰富，且充满人文关怀。

★ 情绪问题几乎无所不在，每个人都需要管理好自己的情绪，提升综合免疫力。

★ 丰富的生活案例和互动测试，教你掌握科学的情绪管理方法，做自己的情绪管理大师。

【内容简介】

这是一本人人可掌握的情绪管理手册。

在本书中，有着多年情绪管理经验的大师将告诉我们如何有效地、以更健康的方式管自己的情绪，从生理和认知层面帮助我们重新认识情绪，并从性别差异的角度探索情绪的触发因素和反应等方面的不同。

本书的特点在于每章都附带有相应的记录、测验和互动练习，帮助读者评估自己的行为模式，发现思维对情绪的感知和影响，让读者在发现情绪问题的过程中接纳自我，掌握正确的情绪管理方法，后通过修复性沟通实现幸福健康的人际关系。

【作者简介】

朱莉·卡塔拉诺，毕业于波士顿大学社会工作学院，是一名非常优秀的独立临床社会工作者，从业20多年，积累了丰富的临床经验。曾在马萨诸塞州劳伦斯市担任社区心理健康临床医生，并在马萨诸塞州萨默维尔的家庭中心(现为育儿之旅)担任家庭治疗师和临床医生。她专注于心理健康建设，致力于让所有人都能拥有健康的心理。

亚伦·卡明，临床心理学专业硕士，毕业于罗斯福大学。是一位执业临床专业咨询师和执业临床催眠治疗师，在芝加哥名叫Urban Balance的私人心理治疗所工作，有着12年的心理咨询经验。作为催眠治疗师，并在团体治疗中担任领导者，他长期为社区、非营利组织和《财富》500强等企业提供心理咨询。

情商2.0
如何测量和提升自己的情商

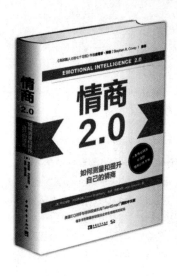

ISBN：9787515356655
著者：（美）特拉维斯·布拉德伯利
　　　吉恩·格里夫斯
出版社：中国青年出版社
定价：89.00元

> 情商比智商更重要！这越来越成为更多人的共识。一个人的成功，不仅离不开情商，而且情商起着决定性的作用。正因为这样，如何测量和提升自己的情商才变得极其重要！本书可以改变一个人的命运，可以改变人的一生。但凡是读了这本书的人，一定深有体会！

【内容简介】

　　这是一本助力职场成功和提升个人卓越品质的测试书。

　　在当今竞争激烈的工作环境和起伏不定的经济环境中，我们每个人都在寻找有效的工具，帮助我们管理情绪、适应人际环境并能脱颖而出。

　　眼下，情商的重要性已无需赘述——众所周知，情商对我们的成功至关重要。但是了解什么是情商并知道怎样利用它来改善生活则是另外一码事。

　　本书准备了循序渐进的计划，通过四个核心情商技能——自我意识、自我管理、社会意识和关系管理来提高您的情商，从而超越既定人生目标，发挥自己的成功潜力。

　　本书志在推陈出新。特拉维斯·布拉德伯利和吉恩·格里夫斯推出了TalentSmart的革命性项目，以帮助人们识别自己的情商技能，将这些技能转化为优势，并在追求重要人生目标的过程中永葆正能量。

　　十年磨一剑。本书的精确情商测评体系和提升情商策略早已经过岁月砥砺，其崇高价值得到了全球商业公司高管的信任。

【作者简介】

　　特拉维斯·布拉德伯利博士和吉恩·格里夫斯博士：屡获殊荣的作家、TalentSmart的联合创始人。TalentSmart是一家全球智库和咨询公司，为超过75%的财富500强企业提供服务，是全球领先的情商测试和培训提供商。本书是他们的代表作，已被翻译成26种语言，并在一百五十多个国家畅销。二位博士曾在《新闻周刊》《商业周刊》《财富》《福布斯》《快公司》《今日美国》《华尔街日报》《华盛顿邮报》和《哈佛商业评论》等权威报刊撰文以及被报道。